臓器移植の麻酔

香川県立中央病院副院長　平川 方久　編

ANESTHESIA FOR ORGAN TRANSPLANTATION

克誠堂出版

執筆者一覧

平川　方久	香川県立中央病院副院長
伊達　洋至	岡山大学大学院医歯学総合研究科 腫瘍・胸部外科（第2外科）
五藤　恵次	岡山大学医学部麻酔科蘇生科
溝渕　知司	岡山大学医学部麻酔科蘇生科
森田　潔	岡山大学医学部麻酔科蘇生科
中谷　武嗣	国立循環器病センター臓器移植部
花谷　彰久	国立循環器病センター臓器移植部
高内　裕司	国立循環器病センター麻酔科
畔　政和	国立循環器病センター麻酔科
公文　啓二	国立函館病院院長
橋倉　泰彦	信州大学医学部第1外科
川崎　誠治	信州大学医学部第1外科
寺田　克	信州大学医学部集中治療部・第1外科
池上　俊彦	信州大学医学部第1外科
中澤　勇一	信州大学医学部第1外科
千須加寿直	信州大学医学部第1外科
浦田　浩一	信州大学医学部第1外科
大野　康成	信州大学医学部第1外科
宮川　眞一	信州大学医学部第1外科
町田　水穂	信州大学医学部第1外科
荻野　史朗	信州大学医学部第1外科
井上　泰朗	国立松本病院麻酔科
小田切徹太郎	信州大学医学部麻酔・蘇生科
池田　みさ子	東京女子医科大学医学部麻酔科
鈴木　英弘	東京女子医科大学医学部名誉教授
田辺　一成	東京女子医科大学医学部泌尿器科
滝口　守	東海大学医学部麻酔科学部門
菅　貞郎	慶應義塾大学医学部脳神経外科
河瀬　斌	慶應義塾大学医学部脳神経外科
武田　純三	慶應義塾大学医学部麻酔科
落合　亮一	慶應義塾大学医学部麻酔科

序　文

　わが国では，いわゆる「和田移植」で幕を開けた脳死体からの臓器移植は，30年に及ぶ紆余曲折の末，1997年に「臓器移植に関する法律」が施行され，脳死体からの臓器移植が実施されるようになった。幸いにも脳死体からの臓器移植は，良好な成績を上げ，移植医療は社会的にも認知されてきたと思われる。また，生体からの臓器移植は，従来から実施されていた腎，骨髄，角膜などの移植に加えて，肝臓，肺の移植も実施されるようになった。とくに，脳死体からの臓器提供が多くは望めないという現実から，生体臓器移植は今後さらに増加するものと予想されている。

　現在，臓器移植を実施できる施設は限られているため，移植医療に直接的に携わる麻酔科は決して多いとはいえず，通常の麻酔科医療として確立されたものはない。しかし，生体肝移植，骨髄移植，腎移植などでは，すでに通常の医療として日常的に行われており，近い将来には移植医療はより一般的なものとなってくると思われる。一方，麻酔科医は，脳死体からの臓器移植を実施する際の脳死判定，脳死体の管理を避けて通ることができない。脳死からの臓器提供者は，まだ少数ではあるが，麻酔科医が勤務する多くの施設では，脳死からの臓器提供という事態に直面することが起こりうる。

　編者は，前任施設である岡山大学医学部附属病院での生体からの肺移植，肝移植にかかわった経験から，このような時期に，臓器移植に関与したことがない多くの麻酔科医が，臓器移植の麻酔に関する知識を整理しておくことは重要であると考え，本書を企画した。本書の執筆には，麻酔科医が直接かかわらざるを得ない臓器の移植および脳死判定と脳死体の管理について，移植医療を実際に経験された方々にお願いした。とくに，臓器移植の麻酔管理にあたっては，レシピエントの病態の把握と術前管理は重要であることから移植外科からの執筆をお願いするとともに，術後の管理についても記載し，狭い意味での麻酔管理にとどまらないように配慮したつもりである。また，生体からの臓器移植の宿命として，健康な人からの臓器摘出という問題がある。臓器提供者が手術後早期に社会復帰できるよう慎重かつ的確な対応をする必要がある。本書ではこの点も取り上げ，各臓器の摘出に際しての麻酔管理についても記載した。

　本書は，いわゆる教科書的な編集ではなく，記述が重複しているという欠点はあるが，それぞれの項目ごとに独立した記述をしている。したがって，知りたい臓器移植について通読すれば，レシピエントの病態，術前管理から術後の免疫抑制剤の使用までを知ることができるし，病態，麻酔などそれぞれの項目だけを見ても一応の全体像がつかめるようにした。また，脳死判定，脳死体の管理についても，臨床

医としての立場から，自分がその立場に立った時にすぐに役立つことを目的にしている。また，本書の内容は，執筆された方の施設での経験に基づいたものであり，記載内容に統一性が欠ける部分もある。移植医療，とくに脳死体からの臓器移植は，まだその緒についたばかりであり，今後，症例を重ねるにつれて統一的な見解も生まれてくるものと思われる。本書は，前述したように，臓器移植の麻酔を経験したことがない麻酔科医を対象としている。現段階では，本書に記載されているような管理が行われていることを理解して頂ければ，本書の目的は達成されるのではないかと考えている。

　本書の出版にあたっては，執筆をお願いした各先生方には，深甚なる謝意を表するとともに多大のご迷惑をお掛けしましたことをお詫び申し上げます。また，本書の企画にご協力，ご指導を賜った克誠堂出版株式会社前社長，故今井彰氏ならびに同社編集部土田明氏に感謝の意を表するとともに，本書を故今井彰氏の御霊前に捧げ，ご冥福をお祈り申し上げます。

　本書を通じて，より多くの麻酔科医が臓器移植の麻酔に関する知識を深め，今後の移植医療の発展に少しでも役立つことができれば，望外の幸せである。

編者　平川方久

目　次

I. 臓器移植と生命倫理，麻酔科医のかかわり ……………………平川方久／1
　1. 移植医療と生命倫理／1　　移植医療への麻酔科医のかかわり／3

II. 肺移植 ……………………………………………………………………5
A. 肺移植患者の術前管理 …………………………………伊達洋至／5
　1. 肺移植の適応と検査／5　　2. 肺移植待機登録／7　　3. 待機中の患者管理／8
　4. 移植が決定してから手術室へ入るまで／9　　5. 生体肺移植患者の術前管理／10

B. 肺移植患者の麻酔管理 …………………………………五藤恵次／12
　はじめに／12　　1. 肺移植と周術期管理／12　　2. 術前管理／13　　3. ドナー管理／13　　4. 前投薬／14　　5. 麻酔法／14　　6. 人工呼吸管理／16　　7. 循環管理／17　　8. 人工心肺について／18　　9. 人工心肺を予定しない肺移植の場合／19　　10. 生体肺移植の特徴／19　　11. 移植肺の病態生理／21　　12. 移植早期グラフト機能不全の発生／21　　13. 早期グラフト機能不全の対策／22　　14. 術後管理／23　　15. 感染対策／24　　16. 結語／24

C. 肺移植患者の術後管理 …………………………………溝渕知司／26
　はじめに／26　　1. 肺移植術後早期の死亡原因／26　　2. 移植肺の生理／26
　3. 術後急性期に起こる合併症と治療／27　　4. 実際の管理／30　　おわりに／36

D. 生体肺移植での臓器提供者の管理 ……………………森田　潔／38
　はじめに／38　　1. 生体部分肺移植の特徴／38　　2. 生体肺移植ドナーの検査／39
　3. 手術計画／39　　4. 術前の準備／41　　5. 麻酔・術中管理／42　　6. 術後管理／42　　おわりに／43

III. 心移植 ……………………………………………………………………45
A. 心移植患者の術前管理 ………………………中谷武嗣，花谷彰久／45
　はじめに／45　　1. 心移植のレシピエント選択基準／45　　2. レシピエント選択における問題点／47　　3. 適応決定から臓器移植ネットワーク登録まで／47　　4. レシピエント管理の問題点／48　　5. レシピエント候補の搬送／51　　6. わが国での心移植の現状／51　　おわりに／52

B．心移植患者の麻酔管理 ……………………………… 高内裕司，畔　政和／53

緒言／53　1．レシピエント適応条件と選択基準／53　2．移植前の病態生理と治療／53　3．術前準備と術前管理／54　4．移植前の術中管理（麻酔導入・人工心肺までの管理）／55　5．心臓移植手術の実際／57　6．移植心の特徴（病態生理と薬理）／57　7．移植後の術中管理（人工心肺離脱後の管理）／59　結語／60

C．心移植患者の術後管理 ……………………………………………… 公文啓二／63

はじめに／63　1．心臓移植術後急性期管理にかかわる移植待機中の問題点／63　2．症例／64　3．術後急性期管理／67

IV．肝移植 …………………………………………………………………………… 73

A．肝移植患者の術前準備と術前管理 ……………… 橋倉泰彦，川崎誠治，寺田　克，池上俊彦，中澤勇一，千須和寿直，浦田浩一，大野康成／73

はじめに／73　1．術前検査／73　2．一般的管理／74　3．栄養管理／74　4．合併症管理／75　5．劇症肝炎症例に対する術前管理／78　6．インフォームドコンセントと精神的サポート／78

B．肝移植患者の麻酔管理 …………………………… 井上泰朗，小田切徹太郎／80

はじめに／80　1．術前評価と前投薬／80　2．麻酔の導入と維持／81　3．麻酔管理上の問題点／82　4．脳死肝移植／85　おわりに／85

C．肝移植患者の術後管理 ……………………… 寺田　克，橋倉泰彦，池上俊彦，中澤勇一，千須和寿直，浦田浩一，大野康成，宮川眞一，川崎誠治／87

はじめに／87　1．集中治療室への入室／87　2．呼吸管理と心肺合併症／87　3．水分電解質管理と糖の投与／88　4．出血と輸血／90　5．術後の肝機能と拒絶反応／90　6．血栓症とその予防／92　7．胆管合併症／93　8．感染症／93　9．腎機能障害／95　10．意識，精神障害／95　11．当科における肝移植の成績／95　おわりに／96

D．生体肝移植での臓器提供者の管理 ……………………… 池上俊彦，川崎誠治／97

はじめに／97　1．術前管理／97　2．術後管理／99　3．信州大学における成績／101　おわりに／102

V. 腎移植 103

A. 腎移植患者の術前管理 .... 池田みさ子,鈴木英弘／103
はじめに／103　　1. 慢性腎不全の生理・合併症／105　　2. 慢性腎不全患者の薬理学／107　　3. 手術前評価／108

B. 腎移植患者の麻酔管理 .... 池田みさ子,鈴木英弘／113
1. 手術直前の管理／113　　2. 麻酔方法／113　　3. モニター／114　　4. 術中管理／114　　5. 特殊な腎移植例の麻酔管理／119

C. 腎移植患者の術後管理 .... 池田みさ子,田辺一成,鈴木英弘／127
1. 周術期／127　　2. 導入期／129　　3. 維持期／130

D. 生体腎移植での臓器提供者の管理 .... 池田みさ子,鈴木英弘／132
1. 臓器提供者の条件／132　　2. 術前管理／132　　3. 麻酔方法・術中管理／133　　4. 術後管理／133　　おわりに／134

VI. 骨髄移植―骨髄提供者の麻酔管理― .... 滝口　守／135
はじめに／135　　1. 骨髄バンクドナー／135　　2. 血縁者の骨髄ドナー／139　　3. 本人からの骨髄採取／140

VII. 脳死者からの臓器提供 141

A. 法的脳死判定までの治療管理 .... 菅　貞郎,河瀬　斌／141
はじめに／141　　1. 脳死と重症脳損傷患者に対する治療／142　　2. 法的脳死判定にいたる手順／144　　3. 法的脳死判定までの治療と管理の問題点／145

B. 臓器提供までの管理 .... 武田純三／148
1. 法的脳死判定に備えて／148　　2. ドナー候補者が出たら／149　　3. 脳死判定作業／150　　4. 無呼吸テストの実際／151　　5. 今までの脳死判定上の問題点／152　　6. 脳死判定後／153　　7. 家族とのかかわり／153　　8. その他の問題点／153

C. 臓器摘出中の管理 .... 落合亮一／155
1. 臓器摘出術に関連した問題点／155　　2. 臓器摘出術までに調整すべき点／156　　3. 臓器摘出術に際して準備すべき点／157　　4. 臓器摘出術の麻酔管理／158　　まとめ／161

索　引 163

臓器移植と生命倫理，麻酔科医のかかわり

　移植医療の普及とともに，麻酔科医が移植に伴う麻酔，集中治療管理に携わる機会が増加している。まだ，臓器移植の実施施設が限られているため，直接移植手術の麻酔に関係する麻酔科医の数は多いとはいえないが，今後このような機会は増加するものと考えられる。本稿では，現段階での移植医療に関する生命倫理とのかかわり，麻酔科医はいかに対応すべきかについて総論的に述べる。

1. 移植医療と生命倫理

　人類の夢である「不老長寿」の願いを実現させるために進歩発展してきた移植医療（臓器移植）は，現時点で実施可能なあらゆる治療によっても回復させることが不可能な機能障害を持つ臓器（組織）を，機能障害のないヒトあるいはヒト以外の動物の臓器（組織）または人工臓器，クローン臓器に置き換えることにより，個体の生命を維持しようとする医療である。平成9年の「臓器移植に関する法律」，いわゆる臓器移植法が施行され，わが国においても脳死者からの臓器移植が実施することができるようになり，脳死者からの臓器移植が実施された。また，生体肝部分移植はすでに日常的な医療となりつつあり，生体部分肺移植も行われるようになった。
　臓器移植は，同種移植（自家移植，他家移植），異種移植に分類されるが（表Ⅰ・1），自家移植については，通常の医療として社会的にも容認され，倫理的にも問題はないと考えられる。一方，他家移植は，臓器提供者の善意に基づく医療であり，とくに脳死体からの臓器移植，生体からの臓器摘出については，その可否については個人の倫理観により意見の異なるところである。
　倫理とは，ある社会集団において，人々が繰り返して行動することによって，共有することになった社会的慣習，価値であると定義され，生命倫理は，生命を取り扱う医療に関する倫理，すなわち医の倫理であるということができる。したがって，倫理は，時代や社会の変化，あるいは技術の変化の中で変わりうるものであり，また変わらざるをえないものであると同時に個人としての倫理，種々の社会の倫理が存在する。平成10年の「臓器の

表I・1 移植の種類

```
            ┌ 自家移植：皮膚，骨，血液
   同種移植 ┤          ┌ 生体の臓器：骨髄，肺，肝，腎，血液
            └ 他家移植 ┤ 心停止後の臓器：角膜，腎，皮膚，骨
                       └ 脳死体からの臓器：すべて
   異種移植
   人工臓器
   クローン臓器（組織）
```

移植に関する法律」の施行により移植のための臓器提供の意思を表明した者が脳死に陥ったときは，これを死体として取り扱うことが可能となり，脳死体からの臓器移植が実施されるようになった。また，生体部分肝移植，生体部分肺葉移植も日常的な医療として実施されるようになっている。しかし，これらの移植医療については，倫理的側面，社会的側面，医学的側面についての問題がすべて解決されているわけではない。

a．脳死体からの臓器移植の問題点

1）脳死はヒトの死か

　脳死はヒトの死かという問題については，移植医療とは関係なく長期にわたって論議されてきた。欧米においては，米国大統領委員会の死の定義（1981年）に代表されるように1980年代前半に脳死をヒトの死と認めている。わが国においては，日本学術会議の答申（1987年）を経て，1988年，日本医師会が脳死をヒトの死と認めることを明らかにした。しかし，これは社会全体のコンセンサスを得るには至らず，1992年のいわゆる「脳死臨調」の答申においても，大筋では脳死をヒトの死と認めながらも，反対意見があることが併記されている。しかし，1990年代後半からは，脳死がヒトの死であることについてはほぼ社会的に認められつつある。

2）脳死と臓器移植

　前述のように脳死がヒトの死であることは概念的には理解されるようになってきたが，脳死体からの臓器提供については，なお完全に合意が得られているとは言い難い。この理由としては，日本人の倫理観，とくに宗教的観念によるものが大きいと思われる。死体からの臓器移植は，死体は物体であるという考えの上に成り立っている。日本人では，この考え方を受け入れるための宗教的，社会的環境が未熟であるということができる。とくに，脳死体からの臓器提供の家族にとっては，心臓が動いている，身体が暖かいという状態であるため，感情的に受け入れにくいのが事実である。

　倫理的には，医療関係者，臓器提供者家族，一般市民それぞれで異なった個人の倫理観

があるのは当然であるが，社会的には，臓器の移植に関する法律の施行により倫理的な問題は解決されたと考えるべきである．しかし，個々の症例においては，それぞれの関係者の倫理観に大きく影響されるのは当然である．

b．生体からの臓器移植の問題点

肺，肝，腎，骨髄などで行われている生体からの臓器移植では，脳死体を含む死体からの臓器提供とは異なった倫理的問題がある．すなわち，生体からの臓器提供では，ボランティアである健康な提供者から臓器提供を受けることが原則であり，医療面からも，社会面からも問題を抱えている．

1）医療としての問題

医師は，治療を目的とした場合には，生体に手術などの処置，すなわち生体に傷を付けることが許されている．しかし，臓器提供者から臓器を摘出することが治療を目的としているかどうかは議論の分かれるところである．十分な説明と同意を得た上で提供者が自主的な判断で提供することを希望するときには，提供者の意思を尊重し，移植医療に参加していただくことで移植が行われているのが現状であろう．一方，ヒポクラテスの誓いに基づく医の倫理に則して，これを良しとしない人が存在するのも事実である．

前述のように，倫理とはある集団が共有することになった社会的慣習，価値であるとするならば，生体からの臓器の摘出という問題は，わが国の社会的な合意を得られている，すなわち倫理的な問題を有することではないと考えられる．

2）社会的な問題

生体からの臓器提供は，社会的には一応の合意は得られているものと思われるが，現在，骨髄を除き，生体からの臓器摘出が行われている肺，肝，腎，小腸では，提供者は親，子，兄弟に限られている．この原則は最低限守られるべきことであり，この原則が破られると臓器売買への道を進むことになりかねないことを認識しなければならない．ここに倫理による歯止めがかかることになる．

生体からの臓器移植では，提供者が限定されることから，提供可能者の健康上の問題などにより，希望する患者すべてに移植を実施することができないことも問題として存在する．これはやむを得ないことではあるが，移植することができない家族に対する周囲からのプレッシャーがあるとも聞いている．この問題は，医療関係者としては対応の難しい問題であるが，移植医療に対する社会への啓発も必要になるであろう．

2. 移植医療への麻酔科医のかかわり

移植医療に関し，麻酔科医が関与する部分は，移植手術にかかる周術期管理，生体からの臓器移植にかかる提供者の麻酔管理，脳死からの臓器提供希望者の脳死判定前の管理，

脳死判定，脳死判定から臓器摘出までの管理と多岐にわたる．現在では，臓器移植を実施できる施設および臓器提供のための脳死判定施設が限定されているため，該当する施設に所属する麻酔科医以外には，移植医療に直接的に関与する機会はない．しかし，移植医療は今後さらに発展するものと考えられるため，移植に関する症例を担当する機会も増加するものと思われる．

　移植医療，とくに脳死体からの臓器提供，生体からの臓器提供に関しては，それぞれの麻酔科医の個人としての倫理観から全面的には賛成できない方もあるのは当然である．しかし，わが国の社会的な倫理としては，このような臓器移植も容認されている現在，個人の倫理観だけから医療を拒否することはできないと考えられる．すなわち，すべての麻酔科医は，今後臓器移植に関する麻酔，集中治療業務に携わらなければならないだけでなく，麻酔科医の関与なしには移植医療は発展しないといっても過言ではないと考えられる．

　このような意味から，麻酔科医が今後の移植医療に積極的にかかわっていく姿勢を見せることが必要である一方，麻酔科医は移植医療の第3者的な立場から，今後の移植医療が適正に遂行されるよう監視し，指導する立場の医師としてかかわっていくべきではないかと考える．

II 肺移植

A 肺移植患者の術前管理

伊達洋至

　移植を必要とする患者の病態は進行性であり，余命が限られている。病気に対する一般の治療と異なるのは，脳死ドナーからの臓器移植を行う場合，待機登録の手続きが必要であり，しかもかなりの待機期間が予測される点である。したがって，検査→適応の決定→待機登録→待機中の管理→脳死ドナー出現の際の準備，という一連の流れが，迅速かつ正確に行われなければならない。

1. 肺移植の適応と検査

　両肺移植は55歳未満，片肺移植は60歳未満の，他に治療法のない末期肺疾患が適応となる。肺・心肺移植関連学会協議会（日本呼吸器学会，日本胸部外科学会，日本呼吸器外科学会，日本肺・心肺移植研究会）の定める肺移植レシピエントの適応基準を表II・1に示した。

　日本人の適応疾患の中で，原発性肺高血圧症，気管支拡張症，特発性肺線維症が適応患者の多くを占めるものと想像される[1]。そして，これらの疾患に対する肺移植は，手術手技や周術期管理に関して，より経験を必要とし，一般的には成績が悪いことに注意しなくてはならない。

　肺移植の適応決定のためには以下の検査を実施する。血液一般，生化学，血液型，HLA，ウイルス学的検査（HCV-Ab，HBs-Ag，CMVなど），TPHA，ツベルクリン反応，検尿，便潜血反応，クレアチニンクリアランス，心電図，喀痰培養検査，胸部X線写真，胸部CT，肺機能検査，動脈血ガス分析，肺換気・血流シンチグラフィ，心プールシンチグラフィ，

表II・1 肺移植の適応（肺・心肺移植関連学会協議会，1997年1月）

I．一般的適応指針
1) 従来の治療に反応しない慢性進行性肺疾患で，肺移植以外に患者の生命を救う有効な治療手段がない。
2) 移植医療を行わなければ，残存余命が限定されると臨床医学的に判断される。
3) レシピエントの年齢が，原則として，両肺移植の場合55歳未満，片肺移植の場合には60歳未満である。
4) レシピエント本人が，精神的に安定しており，移植医療の必要性を認識し，これに対して積極的態度を示すとともに，家族および患者をとりまく環境に十分な協力体制が期待できる。
5) レシピエント症例が移植手術後の定期的検査と，それに基づく免疫抑制療法の必要性を理解でき，心理的・身体的に十分耐えられる。

II．適応疾患
1) 原発性肺高血圧症
2) 特発性肺線維症
3) 肺気腫
4) 気管支拡張症
5) 肺サルコイドーシス
6) 肺リンパ脈管筋腫症
7) アイゼンメンジャー症候群
8) その他，肺・心肺移植関連学会協議会で承認する進行性肺疾患
　　その他の間質性肺炎，閉塞性細気管支炎，じん肺，肺好酸球性肉芽腫症，びまん性汎細気管支炎，慢性血栓塞栓性肺高血圧症，多発性肺動静脈瘻，α_1アンチトリプシン欠損型肺気腫，嚢胞性肺線維症

III．除外条件
1) 肺以外に活動性の感染巣が存在する。
2) 他の重要臓器に下記のごとき進行した不可逆的障害が存在する。
　悪性腫瘍，骨髄疾患，冠動脈疾患，高度胸郭変形症，筋・神経疾患，肝疾患（T-Bil ＞ 2.5 mg/dl），腎疾患（Cr ＞ 1.5 mg/dl，Ccr ＜ 50 ml/min）
3) 極めて悪化した栄養状態。
4) 最近まで喫煙していた患者。
5) 極端な肥満。
6) リハビリテーションが行えない，またはその能力が期待できない症例。
7) 精神社会生活上に重要な障害の存在。
8) アルコールを含む薬物依存症の存在。
9) 本人および家族の理解と協力が得られない。
10) 有効な治療法のない各種出血性疾患および凝固能異常。
11) 胸膜の広汎な癒着や瘢痕の存在。
12) HIV（human immunodeficiency virus）抗体陽性。

心臓超音波検査，右心カテーテル検査，6分間歩行テスト．

　肺移植の適応と思われる患者は，移植手術に直接かかわる呼吸器外科医，心臓血管外科医，麻酔科医の診察を受けておくことも重要である．

2. 肺移植待機登録

　1998年4月に肺移植認定4施設（岡山大学医学部，大阪大学医学部，京都大学医学部，東北大学加齢医学研究所）が決定した．肺移植を公正に行うためのシステムも完成している（図II・1）．肺移植を希望する患者は，先に挙げた肺移植認定4施設で十分なインフォー

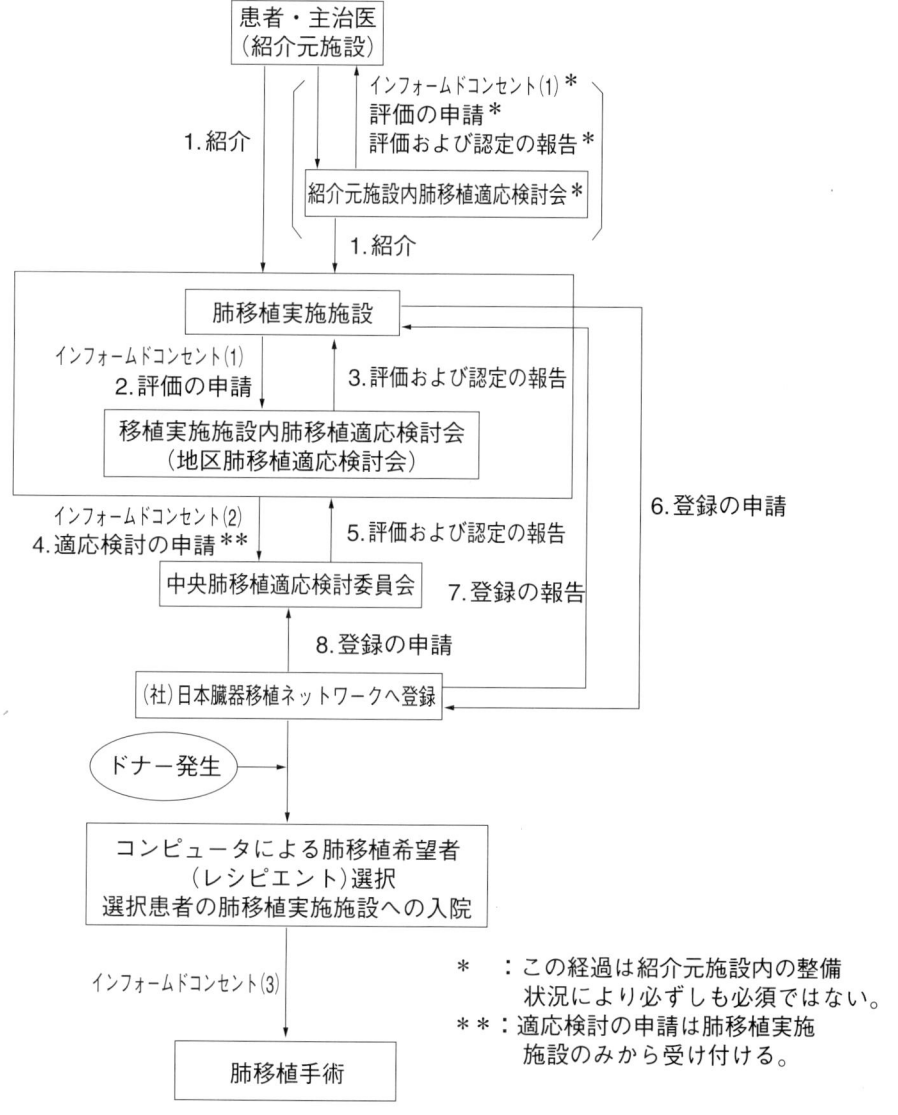

図II・1　肺移植の待機登録と実施までの流れ

ムドコンセントを受けた後，それぞれの施設内で適応の判定を受ける必要がある．続いて，認定施設以外の委員で構成されている中央肺移植検討委員会でさらに客観的に適応の検討がなされる．中央肺移植検討委員会で肺移植の適応とされると，日本臓器移植ネットワークに登録することができる．脳死ドナーが出現すると，臓器ネットワークのコンピュータが自動的にレシピエントを選出するようになっている．ABO式血液型が一致した者の中から，肺の大きさが許容範囲内である者がまず選ばれる．肺の大きさの許容範囲は，片肺移植で90〜130％，両肺移植で80〜110％である．複数名が選出された場合は，待機期間が長い者が優先されることになっている．つまり，心移植や肝移植と異なって，患者の重症度は考慮されない．また，片肺移植希望者が1名のみで両肺移植希望者が存在する場合は、両肺移植希望者を優先することになっている．

3. 待機中の患者管理

　日本の脳死ドナー条件は世界で最も厳しく，しかも，肺はドナー臓器の中で最もいたみやすい臓器である．このため，脳死ドナーからの肺移植実施症例数は当分の間，極めて限られた数になると想像される．したがって，肺移植待機期間は長期にわたることになる．この待機期間中の患者管理も重要である．

　脳死ドナーはいつ出現するかわからないため，待機患者とは必ず連絡がつくようにしておかなければならない．患者が入院中である場合はよいが，自宅待機中である場合には，ポケットベルや携帯電話を常時携帯するように指示する．2回目の脳死判定が終了してから，臓器移植ネットワークでレシピエントの選定が行われることになっている．したがって，待機中の患者は連絡を受けてから短時間の間に移植手術の準備に入らなくてはならない．このような理由から，原則的にいつでも2時間以内に移植施設に入院できる場所で待機する必要がある．

　待機期間中の患者の治療は，その病気の種類に応じて，呼吸器内科医あるいは循環器内科医によって継続される．もともと病気が進行性で内科的治療の限界に達した患者であるため，専門医による慎重な治療の継続が不可欠である．

　特発性肺線維症などの増悪期には，しばしばステロイド剤の大量投与が行われる．しかしながらステロイド剤の長期投与は，感染，糖尿病，骨粗しょう症，消化管潰瘍などを惹起する．プレドニゾロン1日20mgまでの投与量で管理する必要がある．少量のステロイド剤であれば，移植時の気管支吻合部の治癒には問題とならない[2]．

　気管支拡張症などの感染性疾患では，抗生物質が長期にそして多種類が使用される．感染の増悪期には仕方ないが，抗生剤の長期投与をできるだけ避けることも重要である．多剤耐性菌の存在は，肺移植後の感染症のコントロールを困難にするからである．

　特発性肺線維症，肺気腫，肺リンパ脈管筋腫症などでは気胸をしばしば併発する．胸腔

内への薬剤投与による胸膜癒着術は移植手術をたいへん困難にする。できるだけ，胸腔ドレナージのみでのコントロールが望ましい。

原発性肺高血圧症は，日本の肺移植適応疾患のうち最も頻度が高い。発症からの平均寿命は3年未満とされてきた[3]が，近年欧米でプロスタサイクリンの持続静脈内投与[4]が，これまでの内科的治療に比べて明らかに有効であることが報告された。これを受けて，日本においてもすでに保険適応とされるとともに標準的治療法として確立されつつある。したがって，肺移植の待機登録中の原発性肺高血圧症患者は多くの場合プロスタサイクリンの持続静脈内投与中である。この薬剤の管理は，経験豊富な循環器内科医によってなされる必要がある。特に，導入期には死亡例も報告されており，また安定期にも投与量の微妙な調整（通常は約2週間ごとの漸増）が必要である。静脈内に留置されているヒックマンカテーテルの管理も重要で，感染には十分注意を要する。

待機患者の運動能力維持も重要である。そこで，待機中に呼吸リハビリテーションを継続する。動脈血酸素飽和度をモニターしながら，腹筋運動，エルゴメーター，トレッドミルなどを行う。呼吸リハビリテーションは，呼吸機能を改善させるわけではないが，耐運動能力の維持には有効であり，移植後の回復を容易にする。ただし，肺高血圧患者には運動制限が必要である。

進行する病状と戦いながらいつ出現するかもわからない脳死ドナーを待つことは，たいへんな精神的ストレスである。米国では，患者同士の集まりや，カウンセリングシステムが確立されているが，移植医療が発展途上である日本では精神的サポートが十分なされているとは言いがたい。患者の家族がこれにあたっているのが現状である。

肺移植医は，待機患者を管理している呼吸器内科医あるいは循環器内科医と密に連絡をとり，常に患者の状態を把握しておかねばならない。少なくとも，1，2カ月ごとに実際に患者を診察すべきである。これは，患者の状態を把握するだけでなく，患者とのコミュニケーション，患者の精神的サポートの面からも重要である。

4. 移植が決定してから手術室へ入るまで

脳死ドナーの2回目の脳死判定が終了すると，臓器移植ネットワークは待機患者リストからレシピエントを選出し移植施設に連絡する。移植施設はただちに選出された待機中患者に連絡をとり，移植を受ける意思があるかどうかを確認する。臓器ネットワークへの受諾の返事は1時間以内に行うことが原則である。待機中の患者に，移植を受けるかどうかの決断を短期間に行わなくてはならないことを前もって十分に説明しておくことが重要である。

選出された待機患者には，絶飲食を指示し，外来あるいは他院で待機中の場合には，すぐに移植施設に入院してもらう。最終的なインフォームドコンセントを行うとともに，胸

部X線撮影，血液・生化学検査を施行し，レシピエントに特別な変化が起こっていないことを確認する。移植直前の免疫抑制剤の投与方法は施設によってさまざまである。われわれの施設では，アザチオプリン2mg/kgを経口投与している。

移植チームはドナーチームと連絡をとりながら，レシピエントの準備を進めることになる。さらに移植施設内で定められた各種の手続きを行い，麻酔科医，心臓血管外科医，血液センター，手術部，集中治療部などと連絡をとる。当面の間，報道機関に対する応答も，現実的には重要な要素である。このように移植チームには多くの作業を同時にしかも円滑に運営することが要求され，そのためには十分なシミュレーションを行っておくことが必要である。米国では，移植手術が円滑に進むようにコーディネーターが重要な役割を果たしている。

患者の手術室への入室は，ドナー肺の到着時間の約3時間前とする。ドナー肺の到着時間を予測して，麻酔開始時間，執刀開始時間を決定する。執刀開始は，両肺移植の場合はドナー肺到着の90分前，片肺移植の場合は60分前を目安とする。感染性疾患や気胸の既往などでレシピエントの胸腔内に強い癒着が予測される場合は，執刀時間を早くする。

5. 生体肺移植患者の術前管理

生体肺移植には原則的に2人の健康なドナーが必要である。それぞれが，右ないし左下葉を提供する[5]。生体肺移植を必要とする患者は，脳死ドナーの出現が待てないほど重い呼吸不全状態にある[6,7]。しかし，移植日が前もってわかっているため，計画的な術前管理が行いやすいという利点もある。

特に気管支拡張症などの感染性疾患では，術前に体位ドレナージや気管支ファイバーによる吸痰を頻回に施行する。感受性のある抗生物質を静脈内に投与するとともに，ネブライザによって気道内にも投与する。さらに，敗血症を予防するためγグロブリンを投与する。

人工呼吸器管理下にある患者では1日でも早く生体肺移植を行う必要がある。長期の人工呼吸器管理は肺移植の成功率を低下させることが知られており，2週間以上が経過している場合には禁忌と考えてよい。

原発性肺高血圧症などでは循環動態が不安定となっている。プロスタサイクリンの投与量を調節するとともに，カテコラミンの静脈内投与，一酸化窒素吸入を考慮する。心不全が強度な場合はECMOが必要であるが，ECMO管理下での肺移植の成績は極めて悪く，原則的には移植適応外となる。

【参考文献】
1) 伊達洋至,清水信義：脳死肺移植と生体部分肺移植の現況. 診断と治療 33：353, 2000
2) Date H, Trulock EP, Arcidi JM, et al : Improved airway healing after lung transplantation : An

analysis of 348 bronchial anastomoses. J Thorac Cardiovasc Surg 110 : 1424, 1995
3) D'Alonzo GE, Barst RJ, Ayres SM, et al : Survival in patients with primary pulmonary hypertension : Results from a national prospective registry. Ann Intern Med 115 : 343, 1991
4) Barst RJ, Rubin LJ, Long WA, et al : A comparison of continuous intravenous epoprostenol (prostacyclin) with conventional therapy for primary pulmonary hypertension. N Engl J Med 334 : 296, 1996
5) Cohen RG, Barr ML, Schenkel FA, et al : Living-related donor lobectomy for bilateral lobar transplantation in patients with cystic fibrosis. Ann Thorac Surg 57 : 1423, 1994
6) 清水信義, 伊達洋至, 山下素弘ほか：国内初の両側生体部分肺移植成功例. 日外会誌 100 : 806, 1999
7) Starnes VA, Barr ML, Cohen RG, et al : Living-donor lobar lung transplantation experience : Intermediate results. J Thorac Cardiovasc Surg 112 : 1284, 1996

B 肺移植患者の麻酔管理

五藤恵次

はじめに

　肺移植は，原発性肺高血圧症（PPH），特発性肺線維症，肺気腫，気管支拡張症，肺サルコイドーシス，肺リンパ脈管筋腫症，嚢胞線維症，α_1アンチトリプシン欠損症など有効な治療法がない進行性肺疾患患者に対し，両側片肺移植または片肺移植が施行される。日本ではPPHの待機患者が多く，欧米では嚢胞線維症の比率が高い。肺移植は術後早期の死亡率が他の移植と比べて高く，周術期の管理が極めて重要である。肺移植の術前と術後は病態が著しく変化する。また，片肺移植か両肺移植か，人工心肺を使用するか否か，脳死移植か生体肺移植かで麻酔管理が大きく異なるため，症例に応じた周術期管理を選択する必要がある。術前状態，移植肺の特徴，術式の違いによる病態の変化などを十分に理解し，麻酔計画を立てなければならない。緊急の移植に対処できるように麻酔や集中治療部（ICU）の管理マニュアルや器材を準備をしておくことも大切である。

1. 肺移植と周術期管理

　肺移植は，他の臓器移植より術後死亡率が高い。1年生存率は約70％で，心移植に比べて死亡率は術後1カ月で5％，1年後で15％高いことが報告されている[1]。また，術前状態の良好な外来患者での成績に比べて，入院中および集中治療中の患者の死亡率は高く，特に緊急に施行された肺移植術における1カ月生存率は60％と著しく低下している。その原因として，術前の患者の状態が重篤であること，移植肺は外気に接しており感染の危険性が高いこと，また肺組織は虚血再灌流や人工心肺により高度に障害されやすいことなどが考えられる。しかし，肺移植の生存率は周術期管理の向上により年々上昇しており，患者管理の習練度によりその成績が左右される。

　肺移植の生存率に影響する危険因子として，緊急手術，再移植，人工呼吸患者，先天性心疾患や肺高血圧症の合併，難治性肺感染症，さらに50歳以上のレシピエント，ドナーなどが挙げられる。これらの症例ではより注意深い周術期管理が必要となる。従来は禁忌とされていた人工呼吸患者への肺移植も周術期管理の向上により実施され始め[2]，膜型人工肺（extracorporeal membrane oxygenation：ECMO）により移植へブリッジすることも不可能ではなくなった。Jurmannらは，呼吸不全や移植後の患者5名に対しECMOの使用（8〜

292時間）後に肺移植を施行し3名を救命したことを報告している[3]。従来はあきらめざるをえなかった症例でもECMOを装着して移植が待機できる可能性がでてきている。そのためには，より安全で長期間使用できるECMOの開発が必要である。

2. 術前管理

肺移植は緊急の場合が多いため，平素より麻酔やICUの器材の準備を整えておくべきである。移植が予定されれば，まず麻酔科医と集中治療担当医を召集し，手術室とICUクリーンルームを確保する。使用する麻酔器，人工呼吸器（2台），一酸化窒素（NO）吸入装置，気管支ファイバースコープ，その他の器材の滅菌を行う。麻酔器，人工呼吸器には細菌フィルターを装着する。

移植医と人工心肺チームとの綿密な打ち合わせが重要であり，症例と術式に応じた麻酔計画を作成する。ドナー肺の摘出から血流再開までの移植肺の虚血時間が極力短くなるように患者の入室時間を決定する。予想されるドナーの大動脈遮断の時間，運送に要する時間，さらに疾患肺の剥離と摘出に要する手術時間などを考慮に入れなければならない。

移植の決定から手術までの時間が短いことが多く，臓器受容者（レシピエント）の最新の情報を迅速に把握し評価しなければならない。喀痰培養結果や投与薬剤を確認し，多血症患者では凝固異常に注意する。場合により瀉血や血液希釈を施行し，凝固異常を予防する。心機能が悪化している場合が多いため，心臓超音波検査による左右の心機能や肺高血圧の有無を再評価しなければならない。

感染性疾患では，気管支拡張剤を十分に使用し肺理学療法を併用して喀痰排出に努めておく。肺高血圧に対しプロスタグランジンやNOを使用している場合は，人工心肺の開始まで継続し肺動脈圧の急上昇を避ける。H_2ブロッカーも継続使用する。緊急手術のためfull stomachの症例が多い。

3. ドナー管理

ドナー肺は，保存方法の改良により8〜9時間の虚血に十分耐えることが可能となったが，3時間以内であることが望ましい[4]。外科医と協力してタイムスケジュールを遵守し，肺摘出から移植までの時間をできるだけ短時間にしなければならない。麻酔は通常の肺切除術に準じ，禁忌となる麻酔薬はない。ドナー肺の摘出中は，気管支と肺動脈の遮断が終了するまで100％酸素で換気を継続する。ドナー肺を過膨張させないように注意する。摘出前と保存中にドナー肺を過換気することで移植後の肺機能が改善するとの報告もあるが[5]，人工呼吸の肺への障害に関する従来の研究報告によれば，摘出前に過大な人工呼吸を受けたドナー肺は移植後肺水腫などの肺傷害を引き起こしやすいと考えられる。無気肺を

回避すると同時に，過換気による肺傷害も避けなければならない。肺摘出1時間前よりプロスタグランジンE_1，（PGE_1, 0.01 $\mu g\cdot kg^{-1}\cdot min^{-1}$〜）の持続静注を開始し，摘出直前にヘパリン（300単位・kg^{-1}），メチルプレドニゾロン（500mg）を静注する。

　生体肺移植に際しては3つのチームが必要となり，外科医，麻酔科医，集中治療部ともに十分な人的資源が不可欠である。術中にヘパリンを使用するため，生体肺移植のドナーに対し硬膜外チューブは前日に挿入する。

4. 前投薬

　前投薬により換気不能や循環虚脱を来す危険性が高く，慢性閉塞性肺疾患（COPD）や感染性肺疾患の患者では原則的に前投薬を使用しない。PPH患者では精神的緊張により肺血管抵抗が上昇し右心不全が増悪する危険性があり，モルヒネやヒドロキシジンによる前投薬が有用な場合もある。患者は移植に対し不安，躊躇，恐怖を強く抱いているため，十分な説明と信頼関係がなにより大切である。

5. 麻酔法

　肺移植の麻酔では，麻酔導入時，陽圧呼吸開始時，片肺換気時，移植後に循環不全や換気不全を来しやすく，人工心肺の緊急使用も含めた綿密な麻酔計画を立てておかねばならない。人工心肺を使用した両肺移植と片肺移植，人工心肺を使用しない両肺移植と片肺移植の4つの手術手技により管理は異なるが，不測の事態に備えてすべての症例で人工心肺を準備する（'pump standby'）。

a. モニタリング

　心電図，観血的動脈圧，経皮的酸素飽和度を観察しながらモニタリングや麻酔導入を進めていく。肺動脈カテーテルによる肺動脈圧や中心静脈圧の測定は必須であり，術中にカテーテルの位置を変更できるように清潔なカバーを装着する。重症者では半座位のままでカテーテルを挿入しなければならない場合もある。心拍出量，混合静脈血酸素飽和度（$S\bar{v}_{O_2}$），換気量，気道内圧，呼気二酸化炭素分圧，体温，尿量を連続測定する。人工心肺を用いずに片肺換気を施行する際には，持続動脈血液ガスモニターが特に有用である。経食道心臓超音波検査は，術中の心機能評価，卵円孔の有無の確認，移植後の肺静脈閉塞の診断に不可欠である。

　周術期の管理の進歩により術後生存率が上昇したとはいえ，依然として術後死亡の原因はグラフト機能不全と感染である。術前よりできる限り清潔操作に努めなければならない。中心静脈や肺動脈へのカテーテル挿入は術衣を着て無菌的に行う。

b. 硬膜外麻酔

硬膜外麻酔は術後鎮痛に有用であるが，人工心肺使用の場合や使用する可能性が高い症例では，出血の危険性を回避するためカテーテルを挿入しない。肺移植では術直後に抜管する症例は少なく，通常麻薬の静脈内投与を中心とした術後鎮痛を実施する。術後に鎮痛が不十分の場合は，ICUで硬膜外カテーテルを挿入する。

c. 麻酔の導入と維持

麻酔と人工呼吸の開始時は，血管拡張，内因性カテコラミンの減少，静脈還流減少，肺の過膨張によるタンポナーデ，肺血管抵抗上昇による右心不全などにより循環虚脱を生じやすい。フェンタニル（10～50 $\mu g \cdot kg^{-1}$）を主体として慎重に導入を行う。筋弛緩はベクロニウムを用い，ほとんどの症例で100％酸素の吸入が必要である。亜酸化窒素は肺血管抵抗を上昇させ，気腫やブラを増悪させる危険性があるため使用しない。

通常，分離肺換気ができるようにダブルルーメンチューブを気管内挿管する。しかし，粘稠な気管分泌物を多量に排出する感染性肺疾患に対する人工心肺を用いた両肺移植の場合は，太い気管支ファイバースコープを使用しなければならず，ブロッカー付きのシングルルーメンチューブを挿管する。小柄な患者や小児には，十分な長さのカフなしシングルルーメンチューブを使用し，気管支ファイバーや外科医の協力により左右の主気管支に挿入して一側肺換気を行う。麻酔開始後，人工呼吸や筋弛緩薬投与により，肺コンプライアンス低下，喀痰排出困難，換気血流比悪化など容易に低酸素血症や高二酸化炭素血症に陥りやすい。感染性肺疾患では自発呼吸の消失直後に高い最高気道内圧（PIP）を用いても換気不能となることがある（図II・2）。循環不全や呼吸不全の危険性が高いと判断すれば，大腿動静脈にカニュレーションを挿入し人工心肺またはECMOを開始してから麻酔を導入する。

術中は高用量のフェンタニル（0.1～0.5 $\mu g \cdot kg^{-1} \cdot min^{-1}$）により維持し，ミダゾラムや低濃度の揮発性吸入麻酔薬を補助的に使用する。揮発性吸入麻酔薬は低酸素性肺血管攣縮反応には不利に働くが，肺移植時の影響に関しては見解が一致していない。ハロタンなどの吸入麻酔薬は酸素フリーラジカル放出を抑制する[6]とか肺の炎症反応や肺傷害を軽減する[7]との報告がある。一方，デスフルランは再灌流後にキサンチンオキシダーゼ活性を上昇させ肺胞毛細血管透過性を亢進させると報告されている[8]。吸入麻酔薬の使用に関しては今後の検討が必要である。

両肺移植では胸骨横切開による両側第4肋間開胸を行うため，体位は仰臥位とし背部に低い枕を挿入し両手は体側に添える。両腕を交差させ吊り上げる場合もある。片肺移植の場合は側臥位とし，対側の鼠径部にカニュレーションができるように体を少しねじる形をとることが多い。

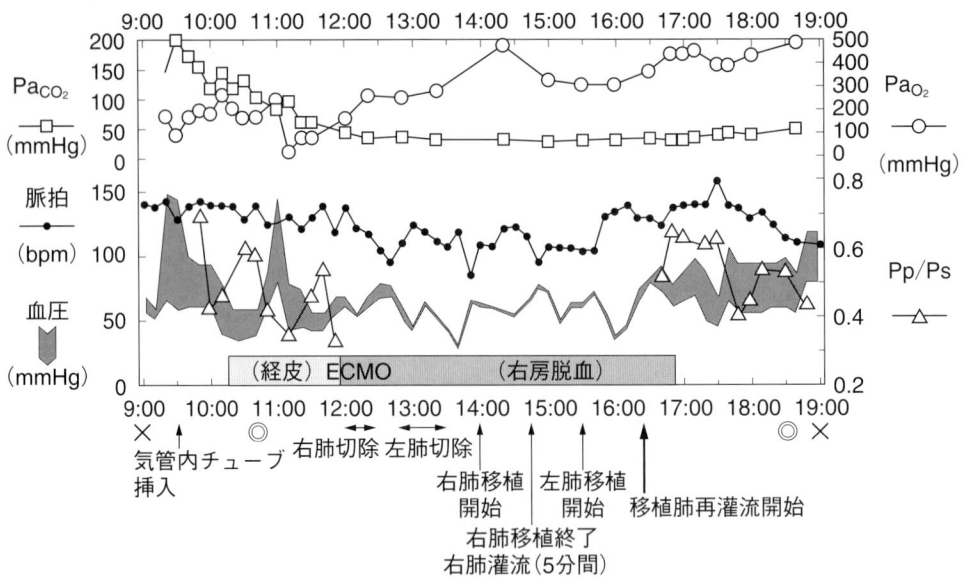

図II・2　麻酔経過表

　気管支拡張症の24歳，女性に対する両側生体肺移植術の麻酔経過を示す．患者は術前に人工呼吸（pressure support ventilation）が施行されていた．麻酔開始後は最大限の人工呼吸にもかかわらず換気不全に陥り，Pa_{CO_2}は200mmHgまで上昇したため，ECMOを使用した．

6. 人工呼吸管理

　病態に応じた呼吸管理が必要である．一側肺換気により低酸素血症が生じやすい．体位によっても酸素化は大きく変動するため，術前の換気血流シンチグラフィにより予測しておく．COPDや感染性肺疾患では各種の換気モードの設定が可能な人工呼吸器を使用する．閉塞性肺疾患では高いPIPが必要であることが多く，エアートラッピングを避けるため呼気時間を延長し気管拡張療法を施行する．肺高血圧症に対しては，低酸素血症と高二酸化炭素血症を回避しなければならない．また，無気肺や肺の過膨張も肺血管抵抗上昇の一因となる．肺気腫やPPH患者に対する片肺移植では，血流はドナー肺へ，換気は残存肺へシフトしやすく，換気血流比の不均等によりPa_{O_2}は急速に低下する．逆に，グラフト機能不全などによりドナー肺の血管抵抗が高い場合は，血流は残存肺へ，換気はドナー肺へシフトし，換気血流は同じく不均等となる．術中であれば一側の肺動脈クランプにより改善することもあるが，状態が改善しなければ分離肺換気を行い，さらに人工心肺またはECMOの使用を迅速に判断する．気管支ファイバーを最大限に活用し，特に感染性肺疾患では術中に喀痰を持続吸引し，移植前に気管内の洗浄を施行する．

　移植後は吻合部の保護やエアリークの防止のためPIPを極力低く設定する．肺の過膨張

や過換気はグラフト機能不全を惹起するため，吸気圧および一回換気量をできるだけ低く保ち肺の保護に努める。肺保護戦略の考えに立ち意図的な低換気（permissive hypercapnia）や分離換気を試みる[9]。移植された肺は虚血再灌流傷害により血管透過性が亢進し，リンパ管の破綻によりリンパ液の排出量が多く肺水腫になりやすい。このため移植肺に対しては呼気終末陽圧呼吸（PEEP）を用いた人工呼吸管理を行う。肺胞を開存させ，また吸入酸素濃度をできるだけ低下させるため4～10cmH$_2$OのPEEPは有効である。しかし，片肺移植の場合に両肺を同じ換気条件で人工呼吸すれば，換気血流比の不均等が増悪し，一側が過膨張を来しやすい。COPD患者に対するPEEPは，残存肺を過膨張させ縦隔偏位による循環不全を生じる危険性がある。肺に左右差が認められる場合は，移植直後より2台の人工呼吸器を用いた分離肺換気を施行する。分離換気が不要の場合は，シングルルーメンチューブに入れ替えてICUへ帰室する。

7. 循環管理

観血的動脈圧，中心静脈圧，肺動脈圧，心拍出量，尿量，心エコーにより循環系をモニターする。体収縮期血圧は，気管支動脈の血流を保つために80mmHg以上を維持する。通常，ドパミンまたはドブタミンを持続投与する。過度の血圧上昇は術後の肺水腫増悪の原因となる。移植後も肺高血圧を呈することはまれではなく，十分な容量の移植肺でも1/3程度は生じるとされている。原因として，移植肺の虚血再灌流傷害や人工心肺による再灌流傷害の増悪による肺血管抵抗の上昇，NOの産生低下が挙げられる。PGE$_1$やニトログリセリンなどを使用し肺動脈圧を最低限に維持するよう努める。低血圧，右心不全を伴う肺高血圧症にはNO吸入が第一選択となりうる[10]。

周術期に著明な血管抵抗の低下を認める場合がある。術前の長期感染が関与すると考えられる低血圧や人工心肺後のlow systemic vascular resistance（SVR）syndromeに対してはノルエピネフリンを持続投与する。感染性肺疾患の場合は，高用量の免疫グロブリン製剤（0.5g・kg^{-1}）を手術開始時より持続投与することが推奨される。主な循環系の問題点と対策を表II・2に示す。

術後の肺水腫を回避するため晶質液の投与量を制限し肺をdry sideに維持しなければならないが，輸液不足は循環系の不安定を生じやすい。囊胞線維症など胸膜の癒着がある場合には，出血が大きな問題となる。大量の出血に備えて十分な輸血路を確保しておかねばならない。ヘマトクリット値を25～30％前後に維持するよう白血球を除去した血液を輸血する。ヒドロキシエチルデンプン（20～30ml・kg^{-1}）を使用し，新鮮凍結血漿と血小板は必要量のみ投与する。適時，利尿剤を使用する。出血凝固系の異常の検索にはトロンボエラストグラムが有用である。凝固亢進は血栓症を生じやすく，急性のグラフト不全の原因となる。

表II・2　循環系の問題点と対策

- 低血圧
    - ドパミン，ドブタミン
    - ノルエピネフリン 0.1 $\mu g \cdot kg^{-1} \cdot min^{-1}$ ～
- 肺高血圧
    - ニトログリセリン or ニトロプルシド
    - 高濃度 O_2 吸入
    - 一酸化窒素（NO）吸入 5～20ppm
    - プロスタグランジン E_1（PGE_1）0.01～0.1 $\mu g \cdot kg^{-1} \cdot min^{-1}$
- 右心不全
    - ミルリノン 0.5 $\mu g \cdot kg^{-1} \cdot min^{-1}$ ～
- 不整脈（心房細動，心室頻拍，心室性不整脈）
    - 除細動
    - 電解質の補正

　低カルシウム血症，低マグネシウム血症，低カリウム血症を来しやすく，電解質異常により心房細動，心室細動，期外収縮を生じるため，積極的に補正することが重要である。成人では，移植後にカルシウム1～2g，マグネシウム2～3gを緩徐に静注する。また，移植肺の再灌流時にはカリウムが放出され，急峻に血清カリウム値が上昇する。2回目の再灌流時に心停止の危険性が高い。インスリンとグルコースの併用療法により対処する。

8．人工心肺について

　肺移植において人工心肺が最初から計画される病態は，①原発性肺高血圧症（全例）や心奇形を伴う肺高血圧症，②生体肺移植，③心奇形の修復を必要とする場合，④重篤な呼吸器感染などにより酸素化，換気の維持が困難な場合，⑤循環の維持が困難な場合，が挙げられる。人工心肺を予定する際の指標を表II・3に示す。人工心肺の利点は，右心負荷が軽減し，手術操作による循環虚脱が回避できることである。欠点としては，より多くの晶質液が負荷されること，ヘパリン使用により出血量が増加し凝固異常が発生すること，ポンプによる溶血が生じることなどである。さらに，好中球や補体の活性化や血小板機能異常により肺再灌流傷害が増悪し肺水腫が発生しやすくなる（systemic inflammatory response）ことが危惧される。

　嚢胞線維症など胸膜の癒着がある場合や感染性肺疾患のため血液回収ができない場合には，出血が大きな問題となるため，十分な血液を準備し急速輸液のルートを確保しておくべきである。ECMO使用時は，フルヘパリン化が不要で出血量を減少させる利点がある一方，移植後の高カリウム血症を補正しにくい欠点を持つ。アプロチニンは人工心肺を使用する手術での出血量を減少させる効果を持ち，胸膜癒着の強い症例では使用が推奨される[11]。

表II・3 人工心肺を予定する際の指標

- 平均体血圧 50～60mmHg 以下
- 平均肺動脈圧 40mmHg 以上
- Sa_{O_2} 85% 以下
- $S\bar{v}_{O_2}$ 60% 以下
- pH 7.1 以下
- 心係数 $2.0\,l\cdot min^{-1}\cdot m^{-2}$ 以下

心内修復を要する場合には，肺摘出後に心停止下に手術を行う．

9. 人工心肺を予定しない肺移植の場合

現在の両肺移植はbilateral sequential single transplantationと呼ばれる胸骨横切開と両方の全側方切開により左右の肺をそれぞれ片肺移植する方法が主流である．すべての症例でpump standbyが原則であるが，人工心肺を使用すれば肺の虚血時間が延長し，肺水腫を生じたり出血しやすく，術後の循環管理を困難とする．欧米では人工心肺が最初から予定されるのは全体の1～2割の症例であり，2～3割の症例において術中の呼吸循環の悪化により予定外の人工心肺が実施されている．閉塞性肺疾患患者は拘束性肺疾患患者に比べ人工心肺を必要とする割合が少ない[12]．肺気腫や肺線維症などに対しては，人工心肺を使用せずに手術後半は移植した片肺を用いて一側肺換気を行う両側片肺移植が実施されている．また，人工心肺を使用しない片肺移植の多くは，肺気腫患者に対して行われている．片肺移植や片肺換気時には換気血流比の不均等によりPa_{O_2}が急速に低下しやすく，状態が改善しなければ分離肺換気を施行し，さらに人工心肺またはECMOを検討する．両側片肺移植で二番目の移植を施行する場合には，片肺換気中のドナー肺に全血流が流入し急性のグラフト機能不全が発生しやすいため，肺動脈圧や心拍出量を極力下げるように努める．

術中に人工心肺へ移行せざるをえなくなるturning pointsは，麻酔と人工呼吸の開始時，片肺換気開始時，肺動脈クランプ時，再灌流時の4点である．人工心肺使用の判断のアルゴリズムを図II・3に示す．血圧低下，著明な肺動脈上昇，低酸素血症を来す場合，PGE_1（$0.01\,\mu g\cdot kg^{-1}\cdot min^{-1}$～）やニトログリセリン（$0.5\,\mu g\cdot kg^{-1}\cdot min^{-1}$～），NO吸入（5～20ppm）などを用いて積極的に肺血管を拡張し，極力人工心肺を使用しないですむように呼吸循環を管理する．治療により状態が改善しなければ，人工心肺の適応となる．

10. 生体肺移植の特徴

生体部分肺移植術は1994年Starnesにより開発された新しい治療法であり，1人目のドナ

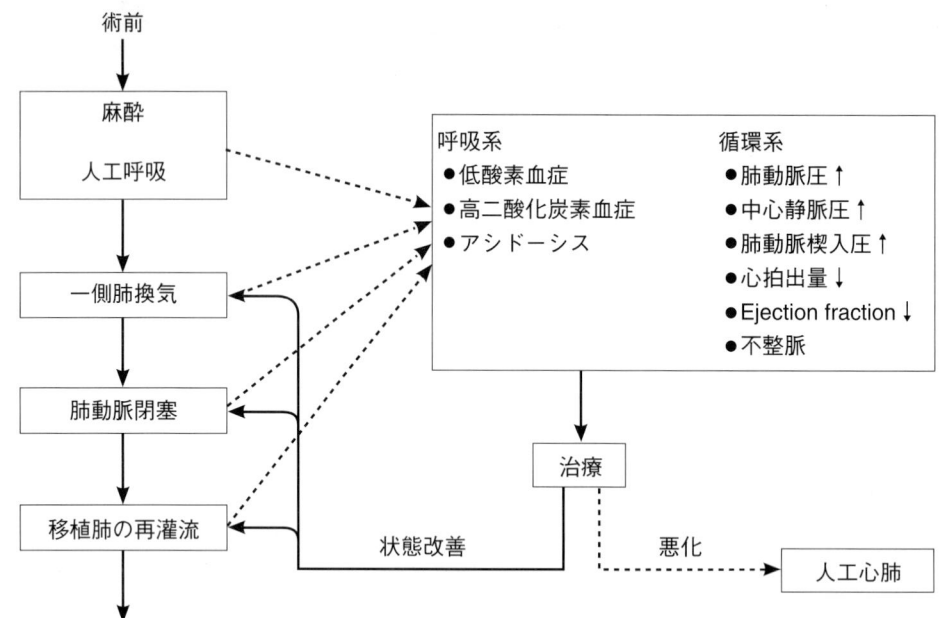

図II・3　人工心肺使用のアルゴリズム

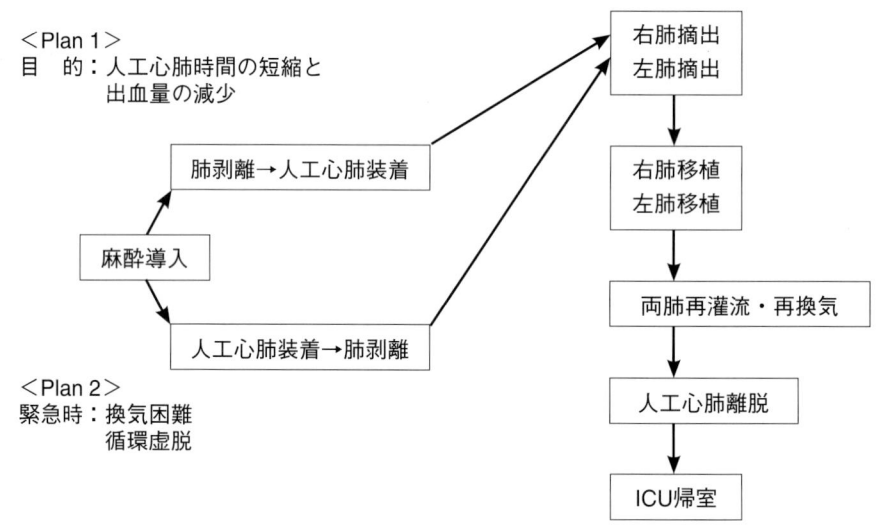

図II・4　生体肺移植時の麻酔計画

ーから右下葉を，2人目から左下葉を摘出し，レシピエントに移植するものである。日本で最初の肺移植は，1998年に実施された重度の気管支拡張症患者に対する生体肺移植であった。脳死者を臓器提供者（ドナー）とする肺移植が，欧米では年間に1,000例近く実施され末期の呼吸不全患者に対する医療として定着しているが，生体部分肺移植は欧米でも累計で100例前後しか行われていない。生体肺移植の利点は，患者の状態が比較的安定している時期に手術が計画できることと移植肺の虚血時間を短くできることである。最大の欠点は，健康な2人のドナーに開胸手術を施行することである。また，移植肺葉のサイズが

小さいため小児か小柄な患者にしか適用できず，呼吸不全も生じやすい．移植には人工心肺が必要であり，肺の虚血再灌流傷害が増悪することが危惧される．生体肺移植時の麻酔計画を図II・4に示す．換気困難や循環不全に陥らなければ，できるだけ人工心肺時間を短縮し出血量を減少させる目的でレシピエントの肺の処理後に人工心肺を装着する．

11. 移植肺の病態生理

移植された肺は本来の神経系や循環系が切断されることにより，①迷走神経遮断（denervation）による咳嗽反射の消失，気道粘膜線毛クリアランス能力の低下，②Pa_{CO_2}上昇に対する反応性の低下，麻薬に対する換気応答の低下，③反回喉頭神経損傷，④リンパ管系の破綻による肺内への水分貯留などを生じる．さらに，術後合併症として，気管吻合部の虚血による狭窄や壊死，虚血再灌流傷害による肺水腫や呼吸不全，肺高血圧症，肺静脈血栓症または狭窄，COPD患者に対する片肺移植時の縦隔偏位，などが挙げられる．

移植片では咳嗽反射が消失するため，自力での喀痰排出は困難となる．術後の動脈血酸素分圧は合併症がなければ早期に正常化する．COPD患者や術前に高二酸化炭素血症を呈していた患者では，移植後に高二酸化炭素血症に対する換気応答が1週間低下し，3週間後に改善したことが報告されている[13]．一般にCO_2に対する換気応答の回復は遅れることが多い．

12. 移植早期グラフト機能不全の発生

移植に伴う急性肺傷害の多くは再灌流時に生じる．保存されていた移植肺では虚血再灌流後に好中球が集積し，フリーラディカルや各種の炎症性メディエータにより再灌流後10分以内に肺血管内皮細胞の透過性の亢進と肺胞上皮細胞の障害が発生する[14]（図II・5）．このため，無気肺，肺水腫，肺高血圧症などの移植早期グラフト機能不全（primary graft dysfunction）が発生する．術後一過性の肺水腫の発生はまれではなく，移植後72時間以内の広範囲な肺浸潤影と極度の低酸素血症が起こればグラフト機能不全を疑う．Christieらは100人の肺移植後，早期のグラフト機能不全が15％に発生し2/3が死亡したと報告している[15]．人工心肺の使用，移植後の肺高血圧症，過度の輸液・カテコラミンの投与，心不全，免疫抑制剤による腎機能低下などが肺水腫の増悪因子となる．また，移植肺では正常な肺リンパ管系が破綻しており肺内へ水分が貯留しやすく消退しにくいため，肺水腫や胸水貯留が発生しやすい．鑑別すべきものとしては，肺静脈系の閉塞，拒絶，肺炎，誤嚥，肺出血などがある．肺静脈閉塞の鑑別には食道エコーが不可欠である[16]．レシピエントの術前スクリーニングで抗HLA抗体が陰性であれば超急性の拒絶反応が生じることは少なく，また，急性拒絶反応の発生も術後5日以内はまれである．拒絶および感染との正確な鑑別には気

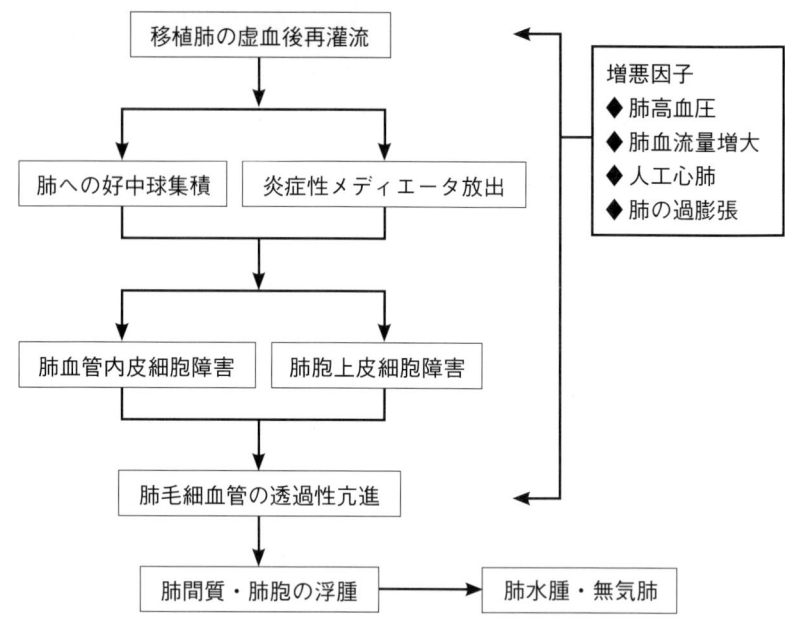

図II・5　肺移植後の虚血再灌流障害の発生機序と増悪因子

管支ファイバーによるBAL（bronchoalveolar lavage）や肺生検が有用である。肺生検ではびまん性の肺胞損傷あるいはorganizing pneumoniaの組織像を呈する[17]。

13. 早期グラフト機能不全の対策

　移植早期のグラフト機能不全を回避するには，術中からの予防と対策が最も重要である。虚血から再灌流までの時間を短縮し，人工心肺からの離脱時には緩徐に肺動脈血流を増加させ，肺動脈圧を低く保つように管理する。肺再灌流前（30〜60分前）に再灌流傷害の軽減と肺動脈圧のコントロールを目的として，メチルプレドニゾロン（20〜30mg・kg^{-1}）を静注し，PGE$_1$（0.01〜0.1 μg・kg^{-1}・hr^{-1}）やニトログリセリン（0.5 μg・kg^{-1}・min^{-1}〜）の持続静注を開始する。人工心肺を用いた両肺移植では，温阻血障害を避けるため両側の移植完了まで移植終了側の再灌流は行わない。術中より輸液輸血管理を厳重に行い，容量の過負荷や低アルブミン血症を避ける。肺の過膨張による肺傷害を回避し，Pa$_{O_2}$は80mmHg以上を保ち不必要な高濃度酸素投与を避ける。肺高血圧症に対しては高濃度酸素の投与とPa$_{CO_2}$の低下により改善が期待される。心不全のみならず心拍出量の過度の増大も，虚血再灌流傷害が生じている移植肺においては肺水腫の発生要因となるため，カテコラミンは適切に使用しなければならない。

　重篤な肺水腫や肺高血圧が発生した場合は，速やかにNOの吸入（5〜20ppm）を開始する。移植肺はNOの産生が低下しており，NO吸入により肺血管抵抗の減少と酸素化能の改

善が期待されるため[18]，PPH症例などでは移植直後から開始することが推奨される．NO吸入が無効の重篤な肺水腫，呼吸不全に対しては，ECMOを使用する．

シクロスポリンは持続静注により血中濃度が急激に上昇し，腎動脈収縮を生じて尿量が大きく低下する．このため再灌流後の高カリウム血症の補正が困難となり，肺水腫が発生しやすくなる．シクロスポリンとタクロリムスによる腎機能低下には，心房性ナトリウム利尿ペプチド（0.05～0.1 $\mu g \cdot kg^{-1} \cdot min^{-1}$）の持続投与が有効である．

14. 術後管理

肺移植術後管理のポイントは，感染および拒絶反応をできる限り少なくし，早期に循環系を安定させ，肺傷害を抑え人工呼吸器からすみやかに離脱することである．肺は他の移植臓器に比べ感染を起こしやすく，感染が合併すると拒絶反応やグラフト機能不全と相まって病態を複雑にし，人工呼吸器からの離脱が遅れる．術後はICUのクリーンルームで管理する．予測される術後合併症は，感染，拒絶反応，グラフト機能不全，肺水腫，肺高血圧症，心不全，長期感染に起因する体血管抵抗減少，免疫抑制剤による腎機能低下などである．術後急性期に最も危惧される合併症は肺水腫と肺高血圧であり，術後早期死亡の主原因は感染とグラフト機能不全である．以前の肺移植術後の主な死亡原因であった急性拒絶反応や気管支縫合不全は免疫抑制剤の改良と外科的技術の進歩により少なくなっている．

術後は半日以上は人工呼吸管理を行い，呼吸循環が安定すればできるだけ早期に抜管する．術直後は肺の状態が急激に変化しやすく，頻回な血液ガス分析と12時間ごとの一般血液検査や胸部X線撮影を行い異常の早期発見に努める．大きな合併症がなければ術後1～2日のうちに人工呼吸器から離脱可能である．しかし，肺高血圧症患者は血行動態，肺の酸素化能ともに術後数日間は不安定であり，刺激や覚醒により容易に肺動脈圧の上昇とPa_{O_2}の低下が起こる．したがって，術後48時間以上は麻薬，鎮静薬を用いて人工呼吸管理を行い，循環系の安定を待ち徐々に離脱を開始する．ウィーニングは，調節換気から間欠的強制換気（SIMV），圧支持換気（PSV）へと通常のプロトコールを使用する．移植術中の氷冷によって横隔神経麻痺が生じていたり生体肺移植でドナー肺が小さい場合は，ウィーニングに長時間を要する．術前に長期人工呼吸管理が施行されていた患者では，呼吸筋疲労を来しやすくウィーニングに難渋する．神経遮断による咳嗽反射の消失は気管支末梢の喀痰貯留を引き起こし無気肺と感染の原因となる．このため，術後数日間は1日2～3回以上の気管支鏡を用いた吸痰が必要である．気管支鏡施行時には吻合部の虚血性変化や狭窄の有無を同時に観察する．末梢部からの痰排出のために肺理学療法は必須であり，循環系が安定していればできるだけ早期より開始する．体位変換，排痰療法中は血圧，脈拍，Sp_{O_2}などの変化を観察し，必要があれば酸素投与量を高める．気管支鏡による吸痰前に喀痰溶

解剤の吸入と排痰療法を施行する。

15. 感染対策

感染は肺移植術後早期のみならず安定期にも死亡率を増加させる原因のひとつである[19]。免疫抑制剤投与により易感染性となるだけでなく，肺は外気と直接接するため他の臓器移植に比べ感染の発生率は数倍高い。移植肺の感染経路は，ドナー肺，レシピエントの上気道や副鼻腔，片肺移植時の残存肺などが考えられる。このため，術前からレシピエントの上気道や気管の清浄化を行うなどの予防が必要である。移植後早期の感染原因の大半は細菌であり，肺炎の原因菌としてグラム陰性菌（特にPseudomonas aeruginosa）が最も多い。また，MRSAも重要である。治療は，喀痰咽頭培養とその感受性検査の結果による適切な抗生物質投与であるが，術後早期はempiric therapyとして広域スペクトル抗生剤の投与を行う。

16. 結　語

肺移植は欧米ですでに数多く実施されており，管理上の問題点を十分に理解し準備を整えておくことが可能である。肺移植の麻酔に際しては，術前と術後の病態の変化を十分に考慮して綿密な麻酔計画を立て，移植肺のグラフト機能不全を防止し，呼吸循環系の危機管理を実施することが重要である。肺移植の周術期には，外科医，内科医，麻酔科医，集中治療医，看護婦，呼吸療法部，病理部，薬剤部をはじめとした多くの人々による「集中治療」が不可欠である。肺移植の生存率は周術期管理の向上により年々上昇しており，日本においても症例を重ねることにより救命率を高めることができるものと考える。

【参考文献】

1) International Society for Heart and Lung Transplantation. hppt:www.ishlt.org/ishlt_99
2) Flume PA, Egan TM, Westerman JH, et al : Lung transplantation for mechanically ventilated patients. J Heart Lung Transplant 13:15, 1994
3) Jurmann MJ, Schaefers HJ, Demertzis S, et al : Emergency lung transplantation after extracorporeal membrane oxygenation. ASAIO J 39:M448, 1993
4) Winton TL, Miller JD, de Hoyos A, et al : Graft function, airway healing, rejection, and survival in pulmonary transplantation are not affected by graft ischemia in excess of 5 hours. Transplant Proc 25 : 1649, 1993
5) Puskas JD, Hirai T, Christie N, et al : Reliable thirty-hour lung preservation by donor lung hyperventilation. J Thorac Cardiovasc Surg 104 : 1075, 1992
6) Barth J, Petermann W, Entzian P, et al : Modulation of oxygen-free radicals from human leukocytes during halothane- and enflurane-induced general anesthesia. Acta Anaesthesiol Scand 31 : 740, 1987
7) Shayevitz JR, Rodriguez JL, Gilligan L, et al : Volatile anesthetic modulation of lung injury and

outcome in a murine model of multiple organ dysfunction syndrome. Shock 4 : 61, 1995
8) Nielsen VG, Baird MS, McAdams ML, et al : Desflurane increases pulmonary alveolar- capillary membrane permeability after aortic occlusion-reperfusion in rabbits : Evidence of oxidant-mediated lung injury. Anesthesiology 88 : 1524, 1998
9) 五藤恵次, 平川方久：外科系患者の集中治療－呼吸器外科. ICUとCCU 23：417, 1999
10) Rajek MA, Hiesmayr M, Heilinger D, et al : Controlled trial on prevention of acute right heart failure after heart transplantation with nitric oxide inhalation or prostaglandin infusion. Anesth Analg 80 : SCA101, 1995
11) Laupacis A, Fergusson D : Drugs to minimize perioperative blood loss in cardiac surgery: Meta-analyses using perioperative blood transfusion as the outcome. The International Study of Perioperative Transfusion (ISPOT) Investigators. Anesth Analg 85 : 1258, 1997
12) de Hoyos A, Demajo W, Snell G, et al : Preoperative prediction for the use of cardiopulmonary bypass in the lung transplantation. J Thorac Cardiovasc Surg 106 : 787, 1993
13) Trachiotis GD, Knight SR, Hann M, et al : Respiratory responses to CO_2 rebreathing in lung transplant recipients. Ann Thorac Surg 58 : 1709, 1994
14) Bhabra MS, Hopkinson DN, Shaw TE, et al : Crinical importance of the first 10 minutes of lung graft reperfusion after hypothermic storage. Ann Thorac Surg 61 : 1631, 1996
15) Christie JD, Bavaria JE, Palevsky HI, et al : Primary graft failure following lung transplantation. Chest 114 : 51, 1998
16) Leibowitz DW, Smith CR, Michler RE, et al : Incidence of pulmonary vein complications after lung transplantation : A prospective transesophageal echocardiographic study. J Am Coll Cardiol 24 : 671, 1994
17) Yousem SA, Duncan SR, Griffith BP : Interstitial and airspace granulation tissue reactions in lung transplant recipients. Am J Surg Pathol 16 : 877, 1992
18) Adatia I, Lillehei C, Arnord JH, et al : Inhaled nitric oxide in the treatment of postoperative graft function after lung transplantation. Ann Thorac Surg 57 : 1311, 1994
19) Kramer MR, Marshall SE, Starnes VA, et al : Infectious complications in heart-lung transplantation : Analysis in 200 episodes. Arch Intern Med 153 : 2010, 1993

C 肺移植患者の術後管理

溝渕知司

はじめに

　臓器移植の周術期において，術後急性期の集中治療管理は，術前・術中管理と同様に移植医療成功の大きな鍵である。肺移植は他の臓器移植に比較して術後死亡率が高く，より厳重な術後管理が必要とされる。肺は他の移植臓器に比べ感染を起こしやすい臓器であり，感染が重症化すると拒絶反応やグラフト機能不全と相まって病態をいっそう複雑にし，人工呼吸器からの離脱が遅れ多くの合併症が発生する。肺移植術後管理のポイントは，感染および拒絶反応をできる限り少なくし，早期に循環系の安定を得て，肺障害を抑え人工呼吸器からの離脱を行うことである。このためには脱神経された移植肺を含めた肺の呼吸・循環生理，感染学，免疫学などを十分理解し，移植肺の急激な変化に対応できるようにすることが重要である。

1. 肺移植術後早期の死亡原因

　肺移植後の死亡原因としては拒絶，感染，グラフト機能不全，気管支縫合不全，出血，心不全などがある。このうち，術後早期の死亡原因としては感染とグラフト機能不全が多く，感染によるものが約30％，グラフト機能不全によるものが約10％を占める[1]。この理由として，術後は免疫抑制剤が使用されることに加え，肺は常に気道を通じて直接外気と接していること，術後は除神経により咳反射や気道線毛上皮機能が抑制され喀痰排出能が低下すること，心拍出量のすべてが肺を流れることなどが原因と考えられる。一方，以前は肺移植術後の主な死亡原因であった急性拒絶反応や気管支縫合不全は免疫抑制剤の進歩と外科的技術の向上により少なくなっている。

　急性期死亡の術前リスクファクターとしては肺高血圧症の合併，術前に人工呼吸管理が必要だった患者，再移植手術，50歳以上のレシピエント，ドナーが挙げられている[2]。

2. 移植肺の生理

　移植された肺は迷走神経肺臓枝が切断されるため元来生体肺が持つ神経刺激による正常な反応を失う（pulmonary denervation）。肺には3つの迷走神経受容体があり，これらが脱

神経されることにより咳嗽反射の消失，気道粘膜線毛クリアランスの低下，気管支収縮・拡張反応の低下，Hering-Breuer反射の欠如などが起こる。特に咳嗽反射は片肺移植時の残存肺（native lung）あるいは気管支吻合部より近位の気道系からは刺激されるが移植片では消失しており，術直後は自力での喀痰排出は困難となる。このため，移植術後数日間は気管支鏡を用いた吸痰が必要となる。

さらに，移植肺は正常な肺リンパ管系が破綻することにより肺への水分貯留傾向がみられる。安易な水分負荷は胸水の増加や肺水腫を助長するため避けなければならない。

術後のガス交換能の改善に関して，動脈血酸素分圧は肺水腫などの合併症がなければ移植直後よりただちに正常化し閉塞性および拘束性肺疾患とも劇的に改善する。一方，肺移植後の高炭酸ガス血症に対する換気応答の改善に関しては多くの報告がある。閉塞性肺疾患患者や術前に高炭酸ガス血症を呈していた患者では一般にCO_2上昇に対する換気応答の回復は遅れることが多い。片肺移植，両肺移植後とも換気応答の低下は1週間持続し3週間で改善するという報告がある[3]。

3. 術後急性期に起こる合併症と治療

肺移植術後急性期に留意すべき合併症を表II・4に示す。これらは鑑別が困難な場合もあるが，肺移植術後に特に注意する病態を以下に示す。

a．グラフト機能不全（primary graft failure）

肺移植術後早期のグラフト機能不全は肺の保存と虚血再灌流に関連した血管透過性亢進による急性肺障害と考えられている[4,5]。一般的に移植に伴う急性肺障害の多くは術中再灌流時に生じる。ドナーから摘出され保存されていた移植肺は，虚血再灌流後に好中球が集積し，フリーラディカルや各種の炎症性メディエータにより再灌流後10分以内に肺血管内皮細胞の透過性の亢進と肺胞上皮細胞の障害が発生する[6]。肺リンパ系の破綻に加え，

表II・4　予測される術後合併症

- グラフト機能不全
- 拒絶反応
- 感染
- 肺高血圧症
- 肺水腫
- 心不全
- 呼吸不全
- 長期感染罹患による低血圧
- 免疫抑制剤による腎機能低下

術中の人工心肺の使用，再灌流後の肺高血圧症，過度の輸液や過剰なカテコラミンの投与，心不全などが増悪因子となる。一方，肺移植術後急性期の一過性の肺水腫はまれなものではなく正確に早期のグラフト機能不全を診断することは難しい。通常，移植後72時間以内の広範囲な肺浸潤影と極度の低酸素血症が起こればグラフト機能不全を疑う。鑑別すべきものとしては肺静脈系の閉塞，拒絶，肺炎，過剰輸液，誤嚥などがあり，特に肺動静脈吻合部狭窄の鑑別には食道エコーが有用である。拒絶反応との鑑別としてレシピエントの術前スクリーニングで抗HLA抗体が陰性であれば超急性の拒絶反応は少なく，また，急性拒絶反応は術後5日目まではまれとされるが，拒絶および感染との正確な鑑別には気管支ファイバーによるBAL（bronchoalveolar lavage）や肺生検が有用である。肺生検ではdiffuse alveolar damageあるいはorganizing pneumoniaの組織像を呈する[7]。

治療は急性肺障害時に準じた呼吸管理を行うが，分離肺換気の施行や重篤な場合にはNO（nitric oxide）吸入，ECMO（extracorporeal membrane oxygenation）の使用も考慮する。われわれが経験した生体部分肺移植では，術中人工心肺離脱時に右肺のみに虚血再灌流障害によると思われるグラフト機能不全が発生した。NO吸入は効果なくECMOの使用を考慮したが，分離肺換気を行うことにより極度の低酸素血症は改善し人工心肺を離脱できた。術後は約7時間，分離肺換気を続行し，右肺機能の改善を待ってシングルルーメンチューブに入れ替え，人工呼吸器からの離脱に成功した（図II・6）。診断基準は一様ではないが明らかな術後早期のグラフト機能不全の発生率は15～30％と考えられ，術後早期の主な死亡原因のひとつである[8]。虚血から再灌流までの時間の短縮を含め，その予防には術中から肺動脈圧を低く保ち心拍出量を不必要に増加させないことが重要である。

b. 急性拒絶（acute rejection）

肺は他の臓器移植に比べ拒絶反応の頻度が高い。臨床的な確定診断は困難な場合があるが，気管支鏡下肺生検による調査で，ほとんどの肺移植患者は少なくとも一度は急性拒絶を経験すると考えられている[9]。このため肺移植術後は必ず念頭に置かなければならない。

肺が他の臓器移植に比べ拒絶反応の頻度が高い原因として，肺は移植される臓器の中で最も大きな臓器であり広い血管床を持っていること，呼吸気道系は常に外的炎症物質にさらされていること，さらに肺が固有の免疫器官をもっていることが挙げられる。拒絶のリスクファクターとしては術前のHLA（human leukocyte antigen）不適合があり，特にHLA-DRとHLA-B lociの不適合が肺移植術後急性拒絶の発生頻度を増加させると報告されている[10]。

診断に関しては，臨床的に急性拒絶反応に特徴的な所見はない。微熱，呼吸困難，咳，呼吸音異常，肺酸素化能の低下，白血球増加などがみられ，胸部X線写真では肺胞性，間質性の浸潤影や胸水が認められる。術後急性期をすぎ肺機能が安定すれば肺機能検査での10％以上の悪化も拒絶を疑う所見とされるが，いずれも特異的なものではなく急性拒絶を臨床所見から正確に診断することは難しい。より正確な診断には経気管支的な肺生検が行

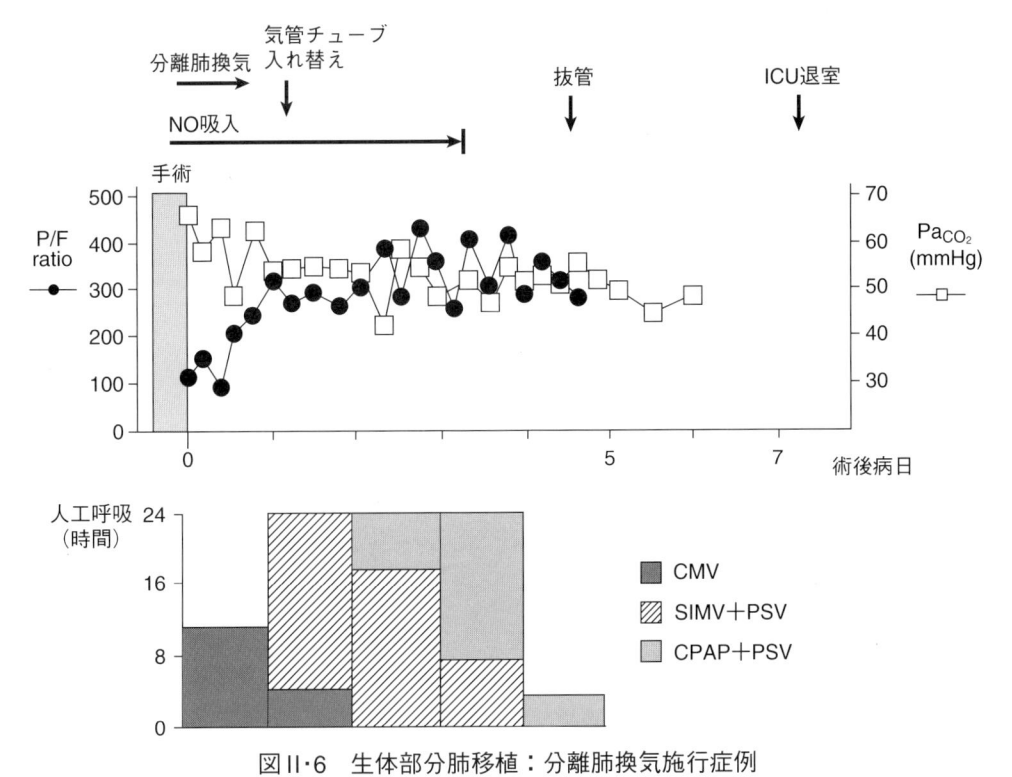

図 II・6　生体部分肺移植：分離肺換気施行症例

29 歳の女性。再生不良性貧血に対する骨髄移植後，慢性 GVHD による閉塞性細気管支炎を発症。肺移植の適応と判定され生体部分肺移植が施行された。術中人工肺離脱時より右肺の虚血再灌流障害によると思われる極度の低酸素血症が見られ ECMO の施行も考慮したが，分離肺換気を行うことにより人工心肺を離脱した。ICU 入室後も 7 時間，分離肺換気を行い，右肺の改善を待って両肺同時換気とし，入室 4 日目に抜管できた。なお，術後 0 病日は 11 時間である。

われる。表 II・5 に肺移植片拒絶反応の組織学的分類と急性拒絶の重症度を示した。急性拒絶反応の組織学的特徴は血管周囲の単核球浸潤（perivascular mononuclear infiltrates）であり，重症度は血管周囲の炎症の強さと広がりによって段階化され，重症になるほどリンパ球が間質や肺胞腔に漏出する。内視鏡を用いた肺生検は比較的安全な方法であり，肺炎やグラフト機能不全との鑑別に不可欠である。内視鏡を用いた肺生検に関しては検体採取の方法も含め安全で確実な診断方法であることが多く報告されている。Guilinger らは臨床的に急性拒絶が疑われたレシピエントでの肺生検による急性拒絶の陽性率は 66％であったと報告している[11]。また Trulock らは急性拒絶に対する肺生検の sensitivity は 72％であったと報告している[12]。血管周囲の炎症は拒絶の特有症状と考えられるが，サイトメガロウイルス肺炎やカリニ肺炎でもみられるため確定診断には臨床所見とあわせて判断することが重要である。

　治療は high-dose corticosteroid 療法であり，メチルプレドニゾロン 10～15mg・kg^{-1}・day^{-1}，

表II・5-a 肺移植拒絶反応の組織学的特徴

Acute rejection	Perivascular mononuclear infiltrates
Airway inflammation	Lymphocytic bronchitis or bronchiolitis
Chronic airway rejection	Bronchiolitis obliterans
Chronic vascular rejection	Fibrointimal thickening of arteries and veins

表II・5-b 急性拒絶反応の組織学的重症度分類

A0 (normal)	No significant abnormality
A1 (minimal)	Infrequent perivascular infiltrates
A2 (mild)	Frequent perivascular infiltrates around arterioles and venules
A3 (moderate)	Dense perivascular infiltrates with extension into alveolar septa
A4 (severe)	Diffuse perivascular, interstitial, and alveolar infiltrates; alveolar pneumocyte damage; ± parenchymal necrosis, infarction, or necrotizing vasculitis

(Trulock EP : Lung transplantation. Am J Respir Crit Care Med 155 : 789, 1997 より引用)

3日間の静注が一般的に行われる．また，この時期にプレドニゾロンが中止あるいは減量されていれば一時的に増量を行い急性拒絶反応の消退を待って再度漸減を行う．メチルプレドニゾロンの投与によりほとんどの症例は臨床的にも，また胸部X線写真上も改善がみられ，急性拒絶反応が難治性であったり致死的であることは一般的ではないとされる．しかし，臨床所見改善後の肺生検において約1/3に持続する拒絶がみられたとする報告がある．急性拒絶反応は慢性拒絶反応の病態であるobliterative bronchiolitisへの進展の主なリスクファクターと考えられており，慢性拒絶反応の予防という観点からも急性拒絶が起こったときには早期からの積極的な治療が必要である．

4. 実際の管理

移植を受けた患者は，通常手術室で挿管チューブをダブルルーメンチューブからシングルルーメンチューブに入れ替えられICUのクリーンルームに収容される．入室者は専用ガウンと手袋を着用し，各処置の前後には消毒液で手洗いを行う．ICU在室中は面会人数も最少限に制限する．

a. モニタリングと検査

心電図，観血的動脈圧，経皮的酸素飽和度（SpO_2），尿量，中枢および末梢温に加え肺動脈カテーテルによる肺動脈圧，中心静脈圧，心拍出量の測定を行う．肺動脈カテーテルは，肺高血圧症患者やNO吸入中のモニタリングとしては有用であるが，カテーテル感染の恐れがあるため状態が安定すれば極力早期に抜去する．中心静脈路や動脈ラインなども

同様で，閉鎖回路の使用や定期的な回路の交換，ライン挿入部の消毒など清潔操作を厳重に行う．

ICU入室中の検査は一般的な術後ルーチンの検査を行うが，胸部X線検査と血液生化学検査は1日2回朝夕に行い移植肺を含めた全身状態をチェックする．また，移植後は急性拒絶反応やグラフト機能不全の発生により肺の状態が急激に変化するため，動脈血液ガス検査は最低でも2～3時間ごとに行い，異常があれば胸部X線検査や心エコー検査などを迅速に施行する．さらに，気道分泌物は培養検査に毎日提出し，抗生物質の追加，変更を考慮する．

b．呼吸管理

肺移植の術後呼吸管理の最大の目標は当然のことながら人工呼吸器からの離脱である．この目標達成のためには各患者の術前，術中の状態を詳細に把握し，各症例に応じた人工呼吸器のウィーニング計画を立てることが必要である．

一般に，循環系が安定し特に大きな合併症がなければ，人工呼吸器からの離脱は術翌日から開始し，術後2～3日のうちに遂行する．早い場合には24時間以内に抜管されることもある．しかし，肺高血圧症のある患者では血行動態，肺の酸素化能とも術後数日は不安定であり少しの刺激で肺動脈圧の上昇とPa_{O_2}の低下が起こる．したがって，最低でも術後24～48時間は鎮静薬や必要であれば筋弛緩薬を投与して人工呼吸管理を行い，循環系の安定を待って徐々に離脱を開始する．

新しく移植された肺は虚血再灌流障害による血管透過性亢進とリンパ管の破綻によるリンパ液の著しい排出のために肺水腫になりやすい．このため移植後は4～8cmH$_2$OのPEEP（positive end-expiratory pressure）を用いた人工呼吸管理を行う．ただし，閉塞性肺疾患，肺気腫患者に対する片肺移植後は残存肺が過膨脹を起こしやすいのでPEEPは使用しない．Pa_{O_2}は80～100mmHgを保つようにF_{IO_2}を低下させ不必要な高濃度酸素投与は避ける．人工呼吸は，術直後は圧制御（pressure control ventilation：PCV）による調節呼吸（controlled mechanical ventilation：CMV）で開始し，自発呼吸がみられれば同期式間欠的強制換気（synchronized intermittent mandatory ventilation：SIMV）に圧支持換気（pressure supported ventilation：PSV）を併用し徐々に人工呼吸器からの離脱をはかる．この間，吸気圧（<30mmHg）および一回換気量（6～8ml・kg^{-1}）に注意し過膨脹を起こさないように肺の保護に努める．最高気道内圧を極力低く設定することはエアリーク防止や吻合部保護のためにも重要である．一方，無気肺の予防のため1日数回の用手的加圧も必要となる．前述したように術前から高炭酸ガス血症のみられる患者では術後CO_2上昇に対する換気応答の回復は遅れることが多い．このためpHが正常で呼吸数が多くなければ補助呼吸の条件を上げる必要はない．

通常は上記の方法で人工呼吸器からの離脱が可能であるが，グラフト機能不全の発生や

急性拒絶反応による呼吸不全が認められれば積極的なNO吸入や一時的なECMOの使用を考慮する。

神経遮断による咳嗽反射の消失は気管支末梢部の喀痰貯留を引き起こし肺炎の原因となる。このため，術後数日間は1日2～3回の気管支鏡を用いた吸痰が必要である。気管支鏡施行時には吻合部の虚血性変化や狭窄の有無を同時に観察する。また，吸痰チューブによる気管内吸引は気管支吻合部を傷つける恐れがあるため，あらかじめ吻合部を傷つけない安全な距離を確認し，乱暴な吸引操作は絶対に避けなければならない。

末梢部からの痰排出のために体位変換やタッピングは必須である。循環系が安定していればできるだけ早期より開始する。体位変換は2時間ごとに左上→右上→左上→…を原則とし，1日数回の頭低位も行う。痰排出を容易にさせるため喀痰溶解剤や気管支拡張剤の吸入ネブライザーは4時間ごとに行い，タッピング，バイブレーション，スクイージングを施行後，吸痰を行う。ただし，原則として深夜の呼吸療法は行わない。体位変換時やタッピング中は血圧，脈拍，Sp_{O_2}などの変化を十分に観察することは言うまでもない。

また，移植肺はリンパ流が遮断され胸膜からの吸収も障害されるため胸腔ドレーンの管理も重要である。胸腔ドレーンは肺を十分拡張させるためにも大切であり，通常，肺尖部と横隔膜部に2本留置される。定期的なミルキングを行うことにより閉塞を回避する。

c. 循環管理

移植肺は肺水腫になりやすい。輸液を含めた体液・循環管理は術後の肺水腫予防の観点からも重要である。特に人工呼吸器を離脱するまでは厳密な体液・循環系の監視が必要である。

周術期の過剰な輸液は移植肺の水分貯留傾向を助長する。このため，術前から術中・術後を通じ輸液は最少限にとどめ，できる限りドライサイドで管理することが重要である。人工心肺の使用や血圧維持のためにover balanceになるようであれば，利尿剤（フロセミド）や低用量ドパミンを積極的に使用する。容量負荷には晶質液よりも膠質液や血液の方がよい。

過度の血圧上昇も術後の肺水腫増悪の原因となる。このため，血圧は尿量を保ち組織への酸素供給が維持できれば十分であり，不必要なカテコラミン投与による血圧上昇は避ける。また，プロスタグランジンE_1（0.01～0.1 $\mu g\cdot kg^{-1}\cdot min^{-1}$）やニトログリセリン（0.5 $\mu g\cdot kg^{-1}\cdot min^{-1}$～）を使用し肺動脈圧を低く維持するよう努める。術前に肺高血圧のあった患者では術後も肺動脈圧の高値がしばらく続くことがある。薬剤抵抗性で遷延する肺高血圧に対してはNO吸入（5～20ppm）が有効である。移植肺はNOの産生が低下しているとされており，NO吸入を行うことにより肺動脈血管抵抗の減少と酸素化能の改善が期待できる[13]。われわれの施設で実施した国内初の生体部分肺移植でも術後肺高血圧が続き肺水腫が進行したが，NO吸入を施行することにより肺酸素化能の改善をみた（図II・7）。

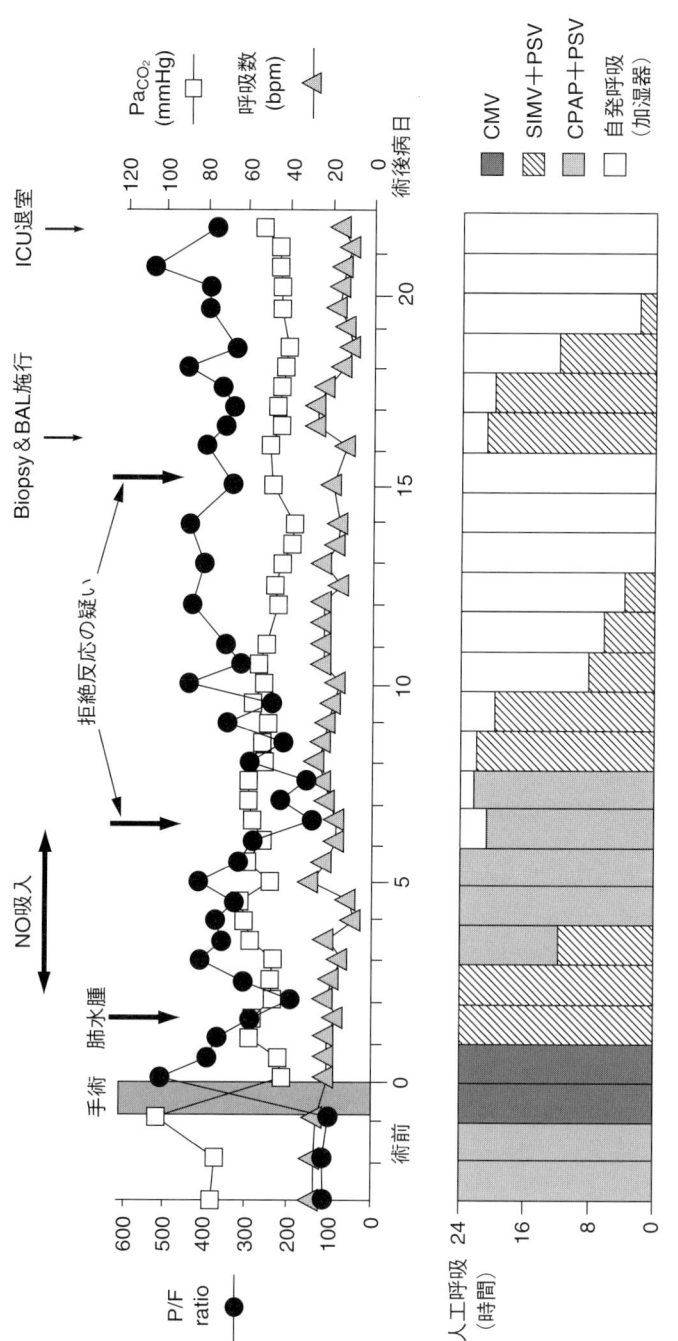

図II-7 生体部分肺移植

24歳の女性。国内初の肺移植症例である。幼少児より primary ciliary dyskinesia にて加療。肺移植の適応と判定され生体部分肺移植術が行われた。

本症例は術前より気管切開され人工呼吸管理下にあり、また、肺高血圧症を合併しており術直前のP/F ratioは100前後、Pa_{CO_2}は100mmHg前後であった。

術直後は著明なガス交換能の改善を認めたが、術翌日より肺高血圧の遷延と免疫抑制剤による尿量低下のため肺水腫を来した。利尿を図るとガス交換ガスは劇的に改善した。その後、拒絶反応を疑わせる呼吸状態の一時的な悪化はあったが20日目に人工呼吸器より完全に離脱しICU退室となった。

d. 感染対策

　感染は肺移植術後早期だけでなく安定期にも死亡率を増加させる原因のひとつとなる。免疫抑制剤投与による易感染性だけでなく，肺は外気と直接接するため他の臓器移植に比べ感染の発生率は数倍高い[14]。移植肺が感染を起こす経路としては，ドナー肺からの受動的な菌の移行，レシピエントの上気道，副鼻腔，残存肺（片肺移植の場合）からの移行および新たな感染の3つが考えられる。このため術後の感染対策だけでなく，術前からレシピエントの上気道や気管の清浄化を行うなどの予防が重要である。

　原因としては細菌，ウイルス，真菌などがあり，それぞれに対しての治療と予防が必要である。このうち移植後早期には細菌感染が最も多い[14]。細菌感染に対する抗生物質は術前の喀痰および咽頭培養とその感受性検査の結果から決定するが，非感染性疾患では術後早期はempiric therapyとして広域スペクトル抗生物質（セフェム系薬剤）の投与を行う。一方，気管支拡張症などの感染性疾患では，術前の感受性薬剤も併用し2週間以上投与することを原則とする。細菌性肺炎の起炎菌として最も多いのはグラム陰性桿菌，特に緑膿菌であると報告されており，術前より上気道に緑膿菌が認められる症例ではトブラマイシンなど抗生物質の吸入療法も考慮する。さらに重症感染例ではγグロブリン製剤を術中から投与する。これらの術後管理により肺移植の術後細菌感染症は有意に減少すると言われているが，ICU入室後は清潔操作を厳重に行うとともに，連日喀痰・咽頭培養検査を提出し，その検査結果から適宜抗生物質の変更追加を行うことが重要である。

　細菌性肺炎についで頻度が高いのはサイトメガロウイルス（CMV）感染であり，肺移植後に発症しやすいとされている[1]。通常術後14日以降に発症しやすく，特に術前検査で血清学的にCMV抗体陰性のレシピエントがCMV抗体陽性ドナーから移植を受けた場合は発症率が高く，また重症化する危険性も高い[14]。症状は急性拒絶反応と類似しており鑑別困難な場合も多いが，CMV antigenemiaの検査は感染発症の感度の高いマーカーとして重要であり定期的に検査を行う必要がある。CMV感染にはガンシクロビルの投与が奏効し，先行投与による予防や重症化を防ぐことが示されている。点滴投与（$5mg\cdot kg^{-1}$，1日2回，2週間）とその後の経口的維持療法を行う。また，感染症発症時にはCMV抗体価の高い免疫グロブリンの投与も検討する。

　真菌ではCandidaがしばしば喀痰検査から検出される。通常は呼吸器系の検体から分離されても肺炎になることはまれであるが，人工呼吸管理が長期になり経口摂取が進まなければ感染症状が顕著化する。治療に用いられるフルコナゾールはシクロスポリンやタクロリムスの血中濃度を上昇させ腎障害の発生頻度を増加させるので注意が必要である。われわれは真菌感染予防対策として術直後からファンギゾンシロップによる口腔ケアやうがいを行っている。

　このほかCMV以外のウイルス感染やAspergillus，Pneumocystis Cariniiなども念頭におく

表II・6　代表的な免疫抑制剤

薬品名	用量	副作用	相互作用
シクロスポリン	trough値：250〜350ng・ml^{-1}（高速液体クロマトグラフィ測定）	腎障害，高血圧，神経障害（振戦，頭痛など），高脂血症，高カリウム血症，多毛症，歯肉肥厚，骨粗鬆症など	血中濃度上昇 　アゾール系抗真菌剤 　マクロライド系抗生物質 　カルシウム拮抗薬 血中濃度低下 　抗けいれん剤 　リファンピシン
タクロリムス	trough値：10〜20ng・ml^{-1}	腎障害，高血圧，神経障害（振戦，頭痛など），高脂血症，高カリウム血症，高血糖など	シクロスポリンと同様
アザチオプリン	2〜2.5mg・kg^{-1}・day^{-1}	白血球減少，血小板減少，貧血，肝障害，膵炎，嘔気など	血中濃度上昇 　アロプリノール
プレドニゾロン	0.5mg・kg^{-1}・day^{-1}	高血糖，高血圧，高脂血症，骨粗鬆症，体重増加など	

必要があり，Aspergillus感染に対するイトラコナゾールの予防的投与やCarinii肺炎予防のためにST合剤の経管投与を行う。

e．免疫抑制療法

　免疫抑制剤の種類や投与量，投与開始時期は各施設により少しずつ異なる。一般的に免疫抑制剤はICU入室前から投与されることが多く，術前からのアザチオプリンの投与や，術中からシクロスポリンやステロイドの投与が行われる。術後は基本的にシクロスポリン（あるいはタクロリムス），アザチオプリン（あるいはミコフェノール酸モフェチル），プレドニゾロンの3剤が投与されることが多い（表II・6）。

　シクロスポリンとタクロリムスはいずれも感作T細胞からのインターロイキン2の産生を抑制し，T細胞の活性化と増殖を抑えることでその効果を発揮する。また，両者とも肝チトクロームP450で代謝されるため，そのクリアランスはP450に影響を与える多くの他の薬剤で変化する。したがって，投与に際しては必ず投与前値（trough値）を測定し投与量を調節する。肺移植術後は他の臓器と比べtrough値をやや高めに保つことが多いが，明らかな感染症を合併した場合は感染症が落ち着くまでtrough値は低めに設定する。また，シクロスポリンやタクロリムスは腎動脈を収縮させ尿量の低下を来し肺水腫を助長させる。この尿量低下に対しては心房性ナトリウム利尿ペプチドが有効である。シクロスポリンとタクロリムスの違いが拒絶の発生頻度に及ぼす影響に関しては，タクロリムスでobliterative bronchiolitisの発生が少ないと報告されている[15]。

アザチオプリンはプリン生合成を抑制しリンパ球の増殖を阻止することで作用を発揮する。アロプリノールとの併用で代謝が抑制され血中濃度が上昇するので注意が必要である。最近はアザチオプリンにかわりリンパ球のDNA合成阻害作用を持つミコフェノール酸モフェチルも使用される。本剤はタクロリムスとの併用で血中濃度が上昇するとされており注意が必要である。

この他，重症例にはOKT3モノクローナル抗体や抗胸腺細胞グロブリン製剤などが投与されることがある。

f. 疼痛対策

術後の痛みは呼吸困難を生じ肺理学療法の施行を困難にする。術後はモルヒネやフェンタニルの持続投与を積極的に行い疼痛を抑えることが重要である。出血傾向がなければ硬膜外チューブを留置し持続注入を行うことも有効である。また，必要に応じて非ステロイド系鎮痛薬も併用する。

g. 鎮静，精神的ケア

肺移植後は施行時間の差はあるが一時的に人工呼吸管理が必要となる。この間の鎮静は移植された肺の状態が落ち着くまで非常に重要である。また，移植を受けた患者は術後しばしば精神的に不安定になることが多い。われわれは人工呼吸中は術直後から麻薬を主体に鎮痛をはかると同時に，ミダゾラムやプロポフォールを投与し患者のストレスを最少限にするように努めている。また，早期より家族と面会させ，必要であれば精神科にもコンサルトし抗うつ薬や向精神薬などの投与を行うようにしている。

h. 栄養管理

胃チューブによる経腸栄養は腸蠕動の低下による吸収不全と嘔吐の危険性から困難なことも多い。このためわれわれの施設では，積極的に透視下に十二指腸に経腸チューブを留置している。経腸チューブの確実な留置はカロリー投与だけでなく免疫抑制剤などの薬剤投与にも有効である。

おわりに

移植医療を成功させるには，外科，内科，麻酔科，放射線科，病理部，放射線部，看護婦，呼吸療法士，薬剤部など多くの人々の協力が不可欠である。この中で病状が刻一刻と変化する術後急性期の管理は，より専門的な知識ときめ細かい管理，より迅速な対応が必要である。日本では肺移植はまだ20例に満たないが，綿密な計画と連携による術後管理を行うことにより，1人でも多くの重症呼吸器疾患患者が救命できることを願っている。

【参考文献】
1) Trulock EP : Lung transplantation. Am J Respir Crit Care Med 155 : 789, 1997
2) Hosenpud JD, Bennett LE, Keck BM, et al : The registry of the international society for heart and lung transplantation : Fifteen official report − 1998. J Heart Lung Transplant 17 : 656, 1998
3) Trachiotis GD, Knight SR, Hann M, et al : Respiratory responses to CO_2 rebreathing in lung transplant recipients. Ann Thorac Surg 58 : 1709, 1994
4) Kaplan JD, Trulock EP, Cooper JD, et al : Pulmonary vascular permiability after lung transplantation : A positron emission tomographic study. Am Rev Respir Dis 145 : 954, 1992
5) Hunter DN, Morgan CJ, Yacoub M, et al : Pulmonary endothelial permiability following lung transplantation. Chest 102 : 417, 1992
6) Bhabra MS, Hopkinson DN, Shaw TE, et al : Crinical importance of the first 10 minutes of lung graft reperfusion after hypothermic storage. Ann Thorac Surg 61 : 1631, 1996
7) Yousem SA, Duncan SR, Griffith BP : Interstitial and airspace granulation tissue reactions in lung transplant recipients. Am J Surg Pathol 16 : 877, 1992
8) Bando K, Paradis IL, Komatsu K, et al : Analysis of time-dependent risks for infection, rejection and death after pulmonary transplantation. J Thorac Cardiovasc Surg 109 : 49, 1995
9) Arcasoy SM, Kotloff RM : Lung transplantation. N Engl J Med 340 : 1081, 1999
10) Schulman LL, Weinberg AD, McGregor C, et al : Mismatches at the HLA-DR and HLA-B loci are risk factors for acute rejection after lung transplantation. Am Respir Crit Care Med 157 : 1833, 1998
11) Guilinger RA, Paradis IL, Dauber JH, et al : The importance of bronchoscopy with transbronchial biopsy and bronchoalveolar lavage in the management of lung transplant recipients. Am J Respir Crit Care Med 152 : 2037, 1995
12) Trulock EP, Ettinger NA, Brunt EM, et al : The role of transbronchial lung biopsy in the treatment of lung transplant recipients: An analysis of 200 consecutive procedures. Chest 102 : 1049, 1992
13) Adatia I, Lillehei C, Arnold JH, et al : Inhaled nitric oxide in the treatment of postoperative graft dysfunction after lung transplantation. Ann Thorac Surg 57 : 1311, 1994
14) Kramer MR, Marshall SE, Starnes VA, et al : Infectious complications in heart-lung transplantation: Analysis in 200 episodes. Arch Intern Med 153 : 2010, 1993
15) Keenan RJ, Konishi H, Kawai A, et al : Clinical trial of tacrolimus versus cyclosporine in lung transplantation. Ann Thorac Surg 60 : 580, 1995

D 生体肺移植での臓器提供者の管理

森田　潔

はじめに

　1997年，日本でも臓器移植に関する法律が成立し，肺移植に関してはその翌年，全国で4つの肺移植認定施設が認められ，それまで海外でしかできなかった臓器移植が日常の医療として定着する基盤が整った。さらに，1999年には脳死者からの臓器移植が実施され，日本でも臓器移植が確実に医療のひとつとして認められている。

　肺移植に限らず移植臓器の提供は脳死者からの提供が原則であるが，特に肺は感染を起こしやすく障害されやすい臓器であるため，脳死の臓器提供者が現れても実際に肺移植を行える場合は20〜30％と少ない。肺移植は欧米でも他に治療法がない末期肺疾患患者に対しての治療法として定着しており，年間に約1,000例，全体ではすでに10,000例近い症例が実施されている。しかし，欧米においてもドナーの不足は深刻であり，いまだに多くの患者が長期にわたる移植待機中に死亡しているのが現状である。

　このドナー不足に対する対策としてStarnesらは生体部分肺移植を開始した[1)2)]。これは2人の健康なドナーからそれぞれ右下葉（右肺の1/3）と左下葉（左肺の1/2）を摘出し，レシピエントの右肺，左肺として移植する方法である。日本では2000年12月現在，8例の肺移植が行われており，すべての患者が順調に経過しているが，このうち5例は健康人をドナーとする生体部分肺移植である。健康な生体にメスを入れる生体からの臓器移植は決して理想的なものではなく，より慎重な管理が必要であるが，移植でしか救うことのできない末期肺疾患患者の医療としては欠くことのできないものとなっており，今後症例数も確実に増えることが予想される。

　本稿ではドナーの選択や術前術中管理を含めた生体肺移植での臓器提供者の管理について述べる。

1. 生体部分肺移植の特徴

　生体移植の利点としては，①待機手術であるため脳死患者からの移植に比べ時間的余裕があり十分な計画が立てられること，②脳死患者からの移植に比べ，移植肺の虚血から再灌流までの時間が短縮でき，肺の虚血再灌流障害の発生をより低く抑えられる可能性があること，③近親者からの移植のため拒絶反応の発生が少ないと考えられることなどが挙げ

られる．一方，欠点としては，①臓器提供者として2人の健常人に手術という侵襲を加えなければならないこと，②レシピエントの体格に対し相対的に小さい肺が移植された場合，術後に肺高血圧や呼吸不全が発生しやすいことなどである．このためドナーの選定を含め手術の決定にあたっては十分な説明，同意と計画のもとに実施される必要があり，周術期においてもより慎重な管理が必要である．

臓器の特異性として，同じ生体移植が行われる肝臓とは異なり，肺は再生しない臓器である．肺が部分的に切除される2人の臓器提供者は術後の肺活量が低下する．理論上，右肺下葉提供者の術後肺活量は（術前の肺活量×14/19）ml，左肺下葉提供者の術後肺活量は（術前の肺活量×15/19）mlとなり，生体肺移植ドナーは臓器の提供によって肺活量が約20％減少する．しかし，健常人にとって20％の肺活量の低下は日常生活に支障を来すことはなく，欧米における生体部分肺移植でも臓器提供者に関する術後合併症発生の報告はない．一方，レシピエントには（右肺下葉提供者の肺活量×5/19）ml＋（左肺下葉提供者の肺活量×4/19）mlが移植されることになる．生体肺移植の適応選定にあたっては，移植される肺の肺活量の和がレシピエントの予測肺活量の45％以上，理想的には50％以上あることが必要である．

レシピエントの肺が長期的に成長するかどうかは現在のところ不明であるが，動物実験では肺容量，肺胞数とも増加することが確認されている[3]．

2. 生体肺移植ドナーの検査

臓器提供の可否判定のためにドナーに対して行われる検査は，血液型，血液生化学検査，ウイルス検査（肝炎，サイトメガロウイルス，エイズなど），喀痰培養検査，動脈血ガス分析，肺機能検査，心電図，心臓超音波検査，胸部X線写真，胸部CT，肺換気・血流シンチグラフィである．

岡山大学医学部肺移植倫理委員会における生体部分肺移植ドナーの肺提供可能な条件を表Ⅱ・7に示す．岡山大学では上記の適応基準を満たし検査でも問題なく生体部分肺移植の適応ありと判断されれば，3回のインフォームドコンセントの後，各科連携のもと手術計画が立てられる．

3. 手術計画

手術が決定されると手術進行に関して手術数日前より，外科，麻酔科，心臓血管外科，看護婦，パラメディカルチームなどと数回の綿密な術前カンファレンスが行われる．要点は手術進行予定と術式の確認であるが，肺を摘出してから再換気・再灌流までの時間の短縮，すなわち肺の虚血時間を極力少なくするように計画を立てることが重要である．ドナ

表II・7-a　生体部分肺移植ドナーの適応条件（岡山大学肺移植倫理委員会）

1) レシピエントの配偶者および二親等以内の血族であること
2) レシピエントと血液型が適合すること
3) 年齢20歳以上55歳以下であること
4) 最近ウイルス性上気道感染症に罹患していないこと
5) 心臓超音波検査に異常が認められないこと
6) 心電図に異常が認められないこと
7) 胸部X線写真に異常が認められないこと
8) 動脈血酸素分圧が空気呼吸下で80mmHgを越えていること
9) 1秒量，努力性肺活量がともに予測値の85%を越えていること
10) 胸部CT像で著明な病変がなく，提供する肺葉が正常であること
11) 提供する手術側に大きな開胸術の既往がないこと

岡山大学における生体部分肺移植ドナーの適応条件を示す。
これらの条件に加え2人のドナーから提供される2つの下葉の肺活量の和が，肺移植レシピエントの予測肺活量の最低でも45%あることが必要である。

表II・7-b　1998年10月に行われた国内初の肺移植症例でのレシピエント，ドナーの肺サイズ

1) レシピエントとドナーの肺サイズの条件

	年齢	性別	身長	体重	努力肺活量（実測値）	努力肺活量（予測値）
レシピエント	24歳	F	153cm	36.5kg		2,961ml
ドナー1	21歳	F	165cm	55kg	3,400ml	3,240ml
ドナー2	48歳	F	158cm	66kg	3,020ml	2,680ml

ドナー1の右下葉：3,400ml×5/19＝895ml
ドナー2の左下葉：3,020ml×4/19＝636ml
レシピエントに提供される肺の合計1,531ml
これは1,531/2,961ml×100＝51.7% の肺が提供されることになる

2) 移植後のドナーの予測%肺活量
ドナー1：(3,240−895)/3,240×100＝72.4%
ドナー2：(2,680−636)/2,680×100＝76.4%

1998年10月に岡山大学で実施された国内初の生体部分肺移植症例のレシピエントおよびドナーの肺サイズ条件とドナーの術後予測肺活量である。2人のドナーの下葉の肺活量の合計は1,531mlとなり，これはレシピエントの予測肺活量の51.7%の肺が提供されることになる。

一肺は保存方法の改良により8～9時間の虚血に十分耐えうると考えられているが，虚血再灌流障害を最小限にするために虚血時間は3時間以内であることが望ましい[4]。

図II・8に岡山大学で行われた第1例目の生体部分肺移植の術前計画を示した。本症例で

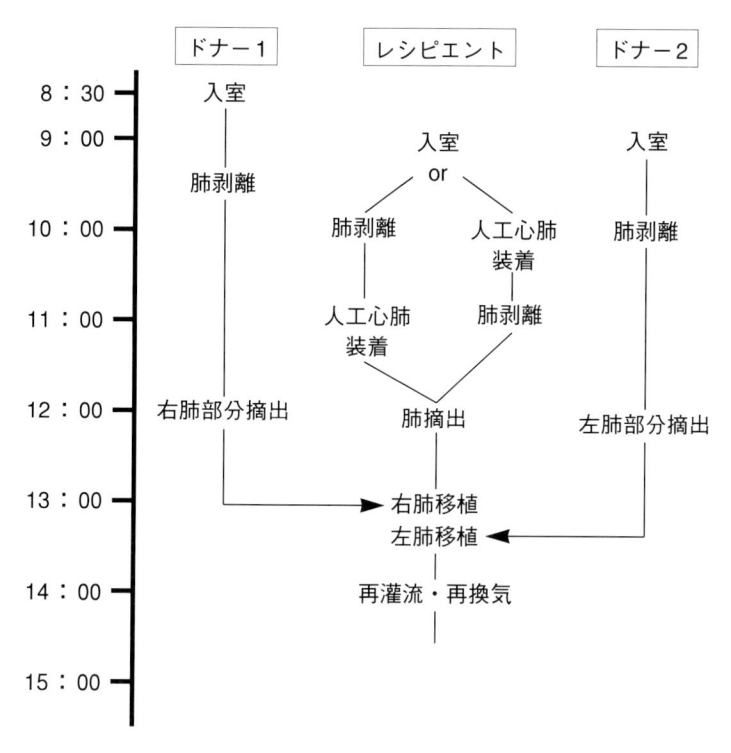

図II・8 術前計画（手術進行のシミュレーション）
術前の手術進行予定のシミュレーションである。ドナーの入室から肺摘出までを3時間，レシピエントの入室から肺移植までの時間を4〜5時間と予定した。移植肺の虚血時間を極力短縮し待ち時間を少なくすることが重要である。

は2人のドナーの入室から肺摘出までにおのおの3時間，レシピエント入室から移植肺の再換気・再灌流までの時間を4，5時間とシミュレーションした。実際の手術では当初の計画よりも若干時間を要したが，術前に十分にシミュレーションすることにより臨機応変に対応することができた。

4. 術前の準備

生体肺移植では臓器提供者の肺葉摘出前にヘパリンを全身投与する。このため術中術後の疼痛対策として用いる持続硬膜外カテーテルは術前日に留置している。その他の術前準備は通常の肺葉切除術と同様であるが，術前に麻酔に関しても十分に説明し不安を取り除くように努めることが重要である。

5. 麻酔・術中管理

　生体肺移植ドナーの麻酔法に関しては統一されたものはなく，基本的に肺葉切除術の麻酔に準じた管理を行う。われわれは術後の疼痛対策も考慮して持続硬膜外麻酔併用の吸入麻酔薬による全身麻酔を行っている。揮発性吸入麻酔薬は低酸素性肺血管攣縮反応には不利に働くが，移植肺に対する影響に関しては見解が一致していない。基礎的な検討では，ハロタンなどの吸入麻酔薬は酸素フリーラジカル放出を抑制し肺の炎症反応や肺障害を軽減すると報告されている[5)6)]。

　手術当日の前投薬に関しては特に禁忌となる薬剤はない。われわれは塩酸ペチジンの筋注やミダゾラムの経口投与を好んで用いている。

　手術室入室後肺移植ドナーは，心電図，血圧計，経皮的酸素飽和度モニターを装着した後，末梢静脈路と観血的動脈圧ラインが確保される。麻酔の導入は$2～3\mu g\cdot kg^{-1}$のフェンタニルに静脈麻酔薬（ミダゾラム$0.05～0.1mg\cdot kg^{-1}$あるいはプロポフォール$1～2mg\cdot kg^{-1}$）を併用し，亜酸化窒素・吸入麻酔薬（イソフルランあるいはセボフルラン）で行う。ベクロニウムで筋弛緩を得た後，左気管支用ダブルルーメンチューブを挿管する。挿管後，気管支鏡で清潔操作下にダブルルーメンチューブが適切な位置にあることを確認する。同時に，執刀医も摘出肺葉の気管支分岐の状態を目視しておくことが必須である。

　麻酔の維持は，局所麻酔薬と麻薬を併用した持続硬膜外注入（0.125％ブピバカイン$4～6ml\cdot hr^{-1}$，フェンタニル$4～5\mu g\cdot ml^{-1}$）と吸入麻酔薬で行っている。ドナーの肺血管および気管支の剥離中に亜酸化窒素あるいは空気を併用することは禁忌ではないが，ドナー肺の摘出前から気管支と肺動脈の遮断が終了するまでは100％酸素で換気を行う。また，肺摘出直前には肺葉が十分に拡張し無気肺がないことを直視下に確認することが重要である。Puskasらは肺摘出前と保存中にドナー肺を過換気にすることで移植後の肺機能が改善すると報告している[7)]。しかし，最近の人工呼吸による肺傷害の研究から，摘出前に過換気されたドナー肺は移植直後に肺水腫などの肺傷害が生じやすいと考えられる。このため，麻酔中は過換気による肺傷害を避けると同時に，肺摘出直前には慎重な用手換気で無気肺をなくすことが重要である。

　また，虚血再灌流障害を最小限とするため肺摘出約1時間前からプロスタグランジンE_1製剤（$0.01\mu g\cdot kg^{-1}\cdot min^{-1}$）の持続静注を開始し，肺摘出直前にはメチルプレドニゾロン（$10～20mg\cdot kg^{-1}$）とヘパリン（$300単位\cdot kg^{-1}$）を投与する。

6. 術後管理

　術後も持続硬膜外注入による十分な疼痛管理を行うが，持続注入に加えpatient controlled

analgesiaの追加および非ステロイド系消炎鎮痛剤の投与などを積極的に併用する。通常ドナーは，早ければ術後2日目には集中治療部でレシピエントと面会を行う。早期の面会はレシピエントの精神的安定を図るうえでも非常に重要であり，ドナーが術後早期に離床できるよう疼痛管理を行うことが大切である。

おわりに

生体肺移植における臓器提供者の管理について述べた。術前から綿密な計画を立てレシピエントに状態の良い肺を提供するということに加え，つねに健常人に侵襲を加えるということに配慮した周術期管理が重要である。

【参考文献】

1) Starnes VA, Barr ML, Cohen RG, et al : Living-donor lober lung transplantation experience : Intermediate results. J Thorac Cardiovasc Surg 112 : 1284, 1996
2) Starnes VA, Lewiston NJ, Luikart H, et al : Current trends in lung transplantation—lober transplantation and expanded use of single lungs. J Thorac Cardiovasc Surg l04 : 1060, 1992
3) Kern JA, Tribble CG, Flanagan TL, et al : Growth potential of porcine reduced-size mature pulmonary lober transplants. J Thorac Cardiovasc Surg 104 : 1329, 1992
4) Winton TL, Miller JD, de Hoyos A, et al : Graft function, airway healing, rejection and survival in pulmonary transplantation are not affected by graft ischemia in excess of 5 hours. Transplantation Proceeding 25 : 1649, 1993
5) Barth J, Petermann W, Entzian P, et al : Modulation of oxygen-free radicals from human leukocytes during halothane- and enflurane-induced general anesthesia. Acta Anaesthesiol Scand 31 : 740, 1987
6) Shayevitz JR, Rodriguez JL, Gilligan L, et al : Volatile anesthetic modulation of lung injury and outcome in murine model of multiple organ dysfunction syndrome. Shock 4 : 61, 1995
7) Puskas JD, Hirai T, Christie N, et al : Reliable thirty-hour lung preservation by donor lung hyperventilation. J Thorac Cardiovasc Surg 104 : 1075, 1992

III 心移植

A 心移植患者の術前管理

中谷武嗣,花谷彰久

はじめに

　心移植の対象患者は,これまでの種々の治療に反応しない重症心不全患者であり,心移植が唯一の有効な治療と考えられる症例である。心移植患者の術前管理においては,このような患者の選択,日本臓器移植ネットワークへの登録および移植が行われるまでの待機中の管理があり,さらにいつ移植手術が行われるか予測できない状況での管理が必要である。

1. 心移植のレシピエント選択基準（表III・1）

　心移植の対象となる基礎疾患は,拡張型および拡張相肥大型心筋症,虚血性心筋疾患および日本循環器学会および日本小児循環器学会の心臓移植適応検討委員会で承認された心臓疾患で,心臓移植以外に有効な治療手段がないものである。適応条件として,まず医学的には,心不全として末期的状態にあり,長期間あるいはくり返し入院治療を必要とする心不全であるか,β遮断薬およびACE阻害薬を含む従来の治療法ではNYHA3～4度から改善しない心不全,あるいは現存する治療法に無効な致死的重症不整脈を有する症例で,年齢は60歳以下が望ましい。社会的条件としては,患者および家族が,心移植の成績,心移植がいつ行えるか不明であることおよび移植後の一生涯必要な免疫抑制療法など心移植の現状と問題点について理解し,医療チームと協力して治療を行うことができることである。特に現在のわが国でのドナー発生状況を考えると,術前の長期にわたる待機が必要である。この間の患者の経済的および精神的負担は予想以上に大きいものであり,これらに対する

表III・1　心移植のレシピエント適応基準

1. 適応となる疾患
　　心臓移植の適応となる疾患は従来の治療法では救命ないし延命の期待がもてない以下の重症心疾患とする
　1）拡張型心筋症，および拡張相の肥大型心筋症
　2）虚血性心筋疾患
　3）その他（日本循環器学会および日本小児循環器学会の心臓移植適応検討会で承認する心臓疾患）
2. 適応条件
　1）不治の末期的状態にあり，以下のいずれかの条件を満たす場合
　　a）長期間またはくり返し入院治療を必要とする心不全
　　b）β遮断薬およびACE阻害薬を含む従来の治療法ではNYHA3度ないし4度から改善しない心不全
　　c）現存するいかなる治療法でも無効な致死的重症不整脈を有する症例
　2）年齢は60歳未満が望ましい
　3）本人および家族の心臓移植に対する十分な理解と協力が得られること
3. 除外条件
　A）絶対的除外条件
　　1）肝臓，腎臓の不可逆的機能障害
　　2）活動性感染症（サイトメガロウイルス感染症を含む）
　　3）肺高血圧症（肺血管抵抗が血管拡張薬を使用しても6wood単位以上）
　　4）薬物依存症（アルコール性心筋疾患を含む）
　　5）悪性腫瘍
　　6）HIV（human immunodeficiency virus）抗体陽性
　B）相対的除外条件
　　1）腎機能障害，肝機能障害
　　2）活動性消化性潰瘍
　　3）インスリン依存性糖尿病
　　4）精神神経症（自分の病気，病態に対する不安を取り除く努力をしても，何ら改善がみられない場合に除外条件となることがある）
　　5）脳梗塞症の既往，肺血管閉塞病変
　　6）膠原病などの全身性疾患

　家族や周囲の人々のサポートは非常に大きな割合を占めるため，この点についての検討も重要である．
　心移植は患者が心移植を行うことにより心機能が改善すれば，全身状態やQOL（quality of life）および生命予後改善が期待できることを前提としている．このため除外条件としては，重症の他臓器障害，薬物依存症，悪性腫瘍，全身性疾患がある．また，感染症，肝臓や腎臓の機能障害，消化性潰瘍，糖尿病，精神神経症などは，術後の免疫抑制療法などを継続して行ううえで障害となる可能性があり，十分な検討が必要である．さらに，肺高血圧の合併例では高度肺高血圧にドナー右心は対応できないため，異所性心臓移植か心肺移

植の適応を考慮すべきである。

2. レシピエント選択における問題点

ドナー不足は深刻な問題であり，レシピエント選択は慎重に行わなければならない。以下にその問題点を検討する。

医学的問題としては，まず他臓器障害の場合どこまでを可逆的と判断するかがある。また，サルコイドーシスなど全身疾患であっても他臓器合併を認めず病変が心臓に限局している場合，どのように対応すべきかなどが挙げられる。これらに関して，筆者らの施設では，施設内の移植適応症例検討会で十分検討し，移植適応と判定した症例に対しては，最終的に日本循環器学会適応検討小委員会の判断をゆだねている。また精神面では移植までの待機期間および移植後に安定した精神状態を保てるかという問題がある。これに関しては，精神神経科医の協力を得て評価している[1]。

社会的経済的問題としては，レシピエント候補である患者が，待機中の加療および心移植後の免疫抑制療法や日常生活における自己管理が可能か，また，心移植前後の長期にわたる治療において，本人および家族に経済的問題が生じないかなどがある。これらに対して，筆者らの施設では，メディカルソーシャルワーカーなどが参加して検討している。

3. 適応決定から臓器移植ネットワーク登録まで

現在わが国では，心移植レシピエントの決定は，2段階方式で行われる。まず，レシピエント候補患者を認めた場合，その施設内で心移植の適応を審議する。適応ありと判断し，さらに心移植を受ける意志を示した患者については，移植実施施設（現在は，国立循環器病センター，大阪大学医学部，東京女子医科大学の3施設）へ紹介・相談し，実施施設内適応検討委員会で検討する（第1段階）。そこで適応ありと判定されれば，レシピエント・データシートを日本循環器学会適応検討小委員会へ提出し，最終的な判定を仰ぐ（第2段階）。判定は適応，再評価，保留，不適の4段階で行われ，文書で通知される。ここで適応と判定された場合，患者が移植実施施設に通院または入院している場合は，同所でインフォームドコンセントを行うが，他施設に通院または入院している場合は，移植実施施設へ受診または体験入院し，インフォームドコンセントを行う。本人および家族の同意が得られれば，移植実施施設から日本臓器移植ネットワークへ登録し，移植待機患者登録リストに載り，ドナーの発生を待つことになる。2001年1月31日の時点で，日本臓器移植ネットワークに登録されている心移植待機患者は41名である。

また，登録は医学的緊急度により，2段階（status 1およびstatus 2）でなされ，待機中に除外条件のため一時的に待機リストから削除される状態になった場合には，status 3とされ

> **表Ⅲ・2　医学的緊急度**
>
> status 1：次の（ア）から（エ）までの状態のいずれかに該当すること
> 　　（ア）補助人工心臓を必要とする状態
> 　　（イ）大動脈内バルーンパンピング（IABP）を必要とする状態
> 　　（ウ）人工呼吸を必要とする状態
> 　　（エ）ICU，CCUなどの重症室に収容され，かつ，カテコラミンなどの
> 　　　　　強心薬の持続的な点滴投与が必要な状態
> status 2：待機中の患者で，上記以外の状態
> status 3：status 1，status 2で待機中，除外条件（感染症など）を有する
> 　　　　　状態のため一時的に待機リストから削除された状態

る（表Ⅲ・2）。このstatusは，病状の変化に応じて随時変更される。すなわち，status 1の患者が，治療により安定しstatus 1の条件を満たさなくなればstatus 2へ，また逆に治療にもかかわらず心不全が悪化し，より強力な治療が必要となりstatus 1の条件を満たすようになった場合にはstatus 2からstatus 1へ変更される。また，status 1, 2であっても，活動性のある感染症や一時的な肝臓，腎臓などの他臓器障害が生じ，その時点でドナーが発生しても移植を受けられない状態と判断されれば，一時的にstatus 3へ変更しなければならない。しかし，それらの障害が改善すれば，状況に応じてstatus 1あるいは2へ復帰することができる。このように，登録後における治療，全身状態の管理も非常に重要で，心不全の増悪する場合には，補助循環の適応も必要となる。

4. レシピエント管理の問題点

　日本臓器移植ネットワークに登録後，安定した状態でドナーの発生を待つことが重要である。しかし，レシピエント候補の病状は登録には関係なく変動しており，したがってその治療も登録した時点で固定化するものではない。むしろ，より積極的な治療と厳しい全身管理が必要となる。その際，問題となるのは，心不全，不整脈，感染症，脳血管障害，肝腎機能障害，精神状態などである。

a. 心不全

　カテコラミン投与中の患者では，全身状態を良好に維持されていることを確認しながら時間をかけて徐々に減量し，さらに間欠投与に切り替えたり，可能であれば経口強心剤へ切り替えるよう努力する。その際の評価方法として，患者の自覚的，他覚的所見以外に，心エコー図検査による心機能の評価や，血中BNPの推移は有用である。
　しかし，カテコラミン投与中でも感染などを契機として急激に心不全が増悪することがあり，カテコラミンの増量では対応できない場合も多い。このような場合には，大動脈内

バルーンパンピング法（intra-aortic balloon pumping：IABP）や経皮的心肺補助法（percutaneous cardiopulmonary support：PCPS）による補助循環を考慮するが，その補助量や補助期間は限られている[2]。また，肝，腎などの臓器障害が進行すれば，十分な補助量を得ることができ，また長期に補助が可能な補助人工心臓（ventricular assist system：VAS）の適応を考慮する[2]。最近では国立循環器病センター（国循）型体外設置型VASにおいても左室脱血方式の導入により，より長期に安定した補助が可能となってきている。VASの適応基準を表III・3に示すが，適応の決定において注意すべき点は，決定からVAS装着手術を行うための準備にある程度の時間を要することであり，その間の循環動態の変動も考慮して，適応決定を行う必要がある。筆者らの施設の心移植適応患者の生存率をみると，1997年10月以降の1年生存率は80％であった。しかし，死亡およびVAS適応回避率でみると64％であり，VAS適応により待機期間が長くなっていることが明らかになっている[3]。

なお，VASは，従来は心臓移植へのブリッジ（bridge to transplant）と考えられてきたが，最近では長期補助により，自己心機能が回復し，離脱できる症例（bridge to recovery）が報告されるようになっている。筆者らの施設においても，心臓移植適応の拡張型心筋症患者で，3～5カ月の補助によりVASから離脱した症例を3例経験している[4]。

b．不整脈

末期の心不全患者やカテコラミンの投与患者では，心室頻拍などの致死的不整脈の頻度が高い。また，不整脈を契機にさらに心不全が悪化することもある。そのため，心機能に注意しながら抗不整脈薬の投与を行う。その際，アミオダロンは非持続性心室頻拍や心室性期外収縮を有する心不全患者の予後を改善するため積極的に投与を考慮すべきである[5]。また，必要があればICD（implantable cardioverter defibrillator）の植え込みも考慮する。

c．感染症

重症心不全で長期加療をしている患者は，免疫力が低下しており感染症に対して弱く，特にMRSAの感染には注意を要する。カテコラミン投与患者であれば，点滴ルートからの感染の危険性もあり，発症すれば心不全を増悪させることになる。また，VAS装着患者においては，血液ポンプや送血管あるいは脱血管などの感染症に注意する必要がある。感染症を発症すると，感染症が改善するまで一時的にレシピエント候補からはずれる可能性もある。そのため，発症後早期からの起因菌の同定を含む積極的な治療が重要となる。さらに，感染症を予防することにも留意し，定期的に鼻腔や咽頭のMRSA検査を行い，もし陽性となれば，早期に除菌に努める。また，患者に接する医療従事者も院内感染に十分注意しなければならない。

表Ⅲ・3　慢性難治性重症心不全患者に対する補助人工心臓の適応基準

1. 左心補助人工心臓
   内科的治療および/あるいはIABPに反応しない心不全
   1) 血行動態
      PCWP ≧ 20mmHg
      および
      収縮期血圧 ≦ 80mmHg あるいは心係数 ≦ 2.0
   2) 副徴
      1時間排尿 ≦ 0.5ml・kg^{-1}

      $S\bar{v}_{O_2}$ ≦ 60%
      臨床経過
         急激な血行動態の変化
         進行する腎機能障害*
         進行する肝機能障害**
2. 右心補助人工心臓
   左心補助人工心臓駆動下において内科的治療に反応しない右心不全
   CVP＜18mmHgでは，収縮期血圧 ≦ 80mmHg あるいは心係数 ≦ 2.0
3. 適用除外
   1) 回復不能な腎機能障害
   2) 回復不能な肝機能障害
   3) 呼吸不全（循環不全に伴うものは除く）
   4) 高度な血液障害（出血傾向など）
   5) 重症感染症

*：進行する腎機能障害の指標
　　BUN ≧ 40mg・dl および/あるいはクレアチニン ≧ 2mg・dl
　　1時間排尿 ≦ 0.5ml・kg^{-1}（利尿剤の使用下）
**：進行する肝機能障害の指標
　　総ビリルビン ≧ 2.0mg・dl^{-1} および/あるいはSGOT ≧ 200U・l

d. 脳血管障害

　重症心不全患者は，心機能低下により形成される自己心腔内血栓による脳梗塞の危険が高い。重篤な後遺症を残した場合，レシピエント候補からはずれる可能性があるため，抗凝固療法は重要である。また，VAS装着患者においては，血栓塞栓症の合併症に注意する必要がある。国循型東洋紡製VASを用いる場合，ワーファリン投与によりPT-INRで，3.0～4.0を目安にコントロールを行い，さらに抗血小板剤を併用している。

e. 肝臓・腎臓機能障害

　重症心不全患者では，肝臓あるいは腎臓機能障害を引き起こしやすい。心拍出量低下に伴う障害である場合には，心不全の治療が重要であり，心移植を行うことにより改善が期待できる範囲内であれば経過を観察することになる。しかし，機能障害が高度になり非可

逆的になれば心移植の適応からはずれることになるので，常に注意が必要であり，急激な悪化を伴う場合には，積極的な補助循環の適応により機能回復を図る必要がある。

f．精神状態

レシピエント選択においては，待機期間中比較的安定した精神状態を維持できるであろうと判断された患者でも，長期間待機する間に，移植がいつ可能となるのか分からない不安感のため，精神的に不安定になりやすい。特に，VAS装着患者においては，VASにより移植待機が可能となっているがそのVASが永久的なものではないことを認知しており，さらにVASによる感染症や脳血管障害の危険が高いことも認識している。このため，VASによる補助が長期化した場合，ドナーが発生しないことに対する不安や焦燥感は予想以上である。これに対して，筆者らの施設では，精神神経科医によるサポートにより，少しでも安定した精神状態を保てるよう努めている[1]。

5．レシピエント候補の搬送

現在，心移植施設が限定されているため，心移植の適応判定，または適応決定後の治療あるいは移植待機のため，移植施設への搬送が必要となることがある。特に心移植対象患者では重症例が多く，カテコラミンの持続点滴中というだけでなく，IABPやPCPSを装着している場合もある。また，登録患者では，VAS装着患者の搬送を行う必要もある。その際，患者の状態を悪化させることなく，安全に搬送させることが重要である。そのために，救急車による輸送のみではなく，ヘリコプターあるいは小型ジェット機などの航空機を使用せざるをえない場合もあり，その準備にも時間を要する。したがって，搬送が必要な患者管理においては，搬送への準備も進めておく必要がある。

6．わが国での心移植の現状

現在までにわが国で8例の心移植が行われたが，全例status 1の緊急度の高い症例であり，うち6例はVAS装着患者であった。他の2例はカテコラミン投与中の重症室における管理患者で，うち1例はICD装着患者であった[6]〜[8]。全例生存し，また1年以上経過している症例は全例復職している。さらに，筆者らの施設で行った5例中最近の3例においては，国循型体外設置型VASにより，227日，319日および618日と7〜20カ月の長期の循環補助後心移植が行われた。

おわりに

　心移植は，重症心不全患者の予後，QOLを改善する唯一有効な治療手段であり，わが国でも1999年からこれまでに8例が施行された．しかし，この心移植の最大の問題は，ドナーが発生しなければ成立しないこと，またそのドナーがいつ発生するか予測できないことである．各種薬物療法や埋め込み携帯型VASなどの進歩に伴い，重症心不全患者の予後の改善が期待されるが，当面は心移植が唯一の治療手段である．このため，今後も重症なレシピエント数が増加し，ドナー不足はより深刻になると考えられる．したがって，心移植の術前管理においては，この貴重なドナー心を長期間待機していたレシピエントに確実に手渡すために，厳密な肉体的および精神的管理に努める必要がある．

【参考文献】

1) 山下　仰：心臓移植患者の管理：B. 心臓移植患者の精神的問題．循環器専門医 8：273, 2000
2) 慢性心不全治療ガイドライン．Jpn Circ J 64 suppl 4：1023, 2000
3) 宮武邦夫，花谷彰久，中谷武嗣：心臓移植患者の管理　A. 心臓移植患者の術前管理．循環器専門医 8：271, 2000
4) 中谷武嗣，笹子佳門，小坂井嘉夫ほか：わが国における人工心臓と心臓移植の展望―国立循環器病センター例を中心に―．今日の移植 11：311, 1998
5) Singh SN, Fletcher RD, Fisher SG, et al : Amiodarone in patients with congestive heart failure and asymptomatic venticular arrhythmia : Survival Trial of Antiarrhythmic Therapy in Congestive Heart Failure (CHF-STAT). N Engl J Med 333 : 77, 1995
6) Kitamura S, Nakatani T, Yagihara T, et al : Cardiac transplantation under new legislation for organ transplantation in Japan―Report of two cases―. Jpn Circ J 64 : 333, 2000
7) Matsuda H, Fukushima N, Sawa Y, et al : First brain dead donor heart transplantation under new legislation in Japan. Jpn J Thorac Cardiovasc Surg 47 : 499, 1999
8) 中谷武嗣，笹子佳門，花谷彰久ほか：国立循環器病センターにおける心臓移植実施例の経験．循環器病研究の進歩 21：2, 2000

B 心移植患者の麻酔管理

高内裕司, 畔 政和

緒 言

脳死心臓移植は欧米ではすでに30年以上の歴史をもち，300以上の施設で5万例以上に行われ，末期的心不全患者の外科治療として確立している[1〜3]。わが国でも1999年よりようやく本格的に脳死移植医療がスタートした。本稿では心移植患者の麻酔管理の方法と留意点について現時点の当施設での方針に則して述べる。

1. レシピエント適応条件と選択基準

心臓移植の適応となる疾患は従来の治療法では救命ないし延命の期待が持てない重症心疾患で，拡張型心筋症（拡張相肥大型を含む），虚血性心筋疾患，先天性心疾患などで末期的心不全の状態にある（表III・1）。

ドナー心に適合するレシピエントの選定は，血液型，体重および前感作抗体の有無により行われる。さらに優先順位は虚血許容時間を考慮したうえで，医学的緊急度，血液型および待機期間を勘案して決定する。医学的緊急度としては補助人工心臓，大動脈内バルーンパンピング（intra-aortic balloon pumping：IABP），人工呼吸を必要とするか，ICUやCCUなどの重症室に収容され，カテコラミンなどの持続点滴注射が必要な状態のstatus 1を優先する。

なお肝臓，腎臓の不可逆的機能障害，活動性感染症（サイトメガロウイルス感染症を含む），重度の肺高血圧症（肺血管抵抗が血管拡張薬を使用しても6 wood単位以上）は絶対的除外条件となっている。

2. 移植前の病態生理と治療

末期的心不全状態では心室の収縮能低下（一回拍出量の低下，拡張末期容量の増加）および拡張能低下（拡張期心室内圧の上昇）が起こり，代償機転が破綻すれば，肺静脈圧の上昇，肺うっ血，肝うっ血がみられる[4]。交感神経は緊張し，血管収縮やナトリウム・水の貯留が起こる。血中カテコラミンレベルは上昇し[5]，down regulationや心筋のノルエピネフリン含量の低下により，カテコラミン感受性は低下する[6]。薬物治療として，ジゴキシ

ン，利尿薬，アンジオテンシン変換酵素（ACE）阻害薬など，次にβ遮断薬，ピモベンダン，アミオダロンなどを投与し，最終的にフォスフォジエステラーゼ（PDE）Ⅲ阻害薬やカテコラミンの投与が必要となる[7)8)]。それらが無効な場合には，IABP，さらには補助人工心臓の装着が必要となる[9)]。外科的に左室縮小術（自由壁を切除するBatista手術，中隔側を切除するDor手術）を行うこともある。

3. 術前準備と術前管理

　平素より臓器摘出・移植チーム全体としてのシステム作りと入念な準備を行っておくことが重要である。移植が予定されれば，まずドナー管理担当医，麻酔担当医，集中治療担当医を確保し，手術室や集中治療室の患者調整とクリーンルームの準備，麻酔器などの器械の滅菌を行う。手術室には強酸性電解生成水を噴霧し，紫外線照射する。器械は強酸性電解生成水で清拭し，器材はEOG滅菌を行い，麻酔回路はディスポーザブル回路に細菌除去フィルターを装着する。

　同時にドナー心の摘出・到着に応じたレシピエント手術の時間の調整が重要となる。ドナー心の血流再開までの虚血時間を原則として4時間以内とすべきことを考慮したうえで，臓器摘出チームとの連絡を密にし，原則としてドナー心のviabilityを直視下に判定した後に麻酔導入と各種ルート確保を行う。ドナー心摘出の後に手術を開始し，ドナー心到着を確認して人工心肺を開始する。ただし，補助人工心臓が装着された症例がレシピエントとなることが多いため，再開胸での癒着剥離などの時間を考慮して，麻酔導入や手術開始を早めることもある。

　手術までの時間にレシピエントの最新情報をすばやく収集する。心機能は進行性に悪化することを念頭に置き，検査データを解釈する。現在の心機能と肺高血圧，不整脈の有無，および肝機能（血液凝固能），腎機能を中心とした全身状態を評価する。投薬スケジュールを確認し，最近の強心薬，利尿薬，抗不整脈薬，抗凝固薬などの使用状況を把握する。心不全に基づく肝腎機能低下は心機能の改善とともに回復するが，肝臓・腎臓の臓器障害や感染症は免疫抑制療法を必要とする術後管理を困難にするため注意が必要である。高度の肺高血圧にはドナー右心が対応できず急速に右心不全に陥ることがあるため要注意であり，異所性心臓移植や心肺同時移植などの考慮も必要である[10)]。

　同時にレシピエントの精神的ケアに十分配慮する。移植に対する不安，恐怖が強いことが多いため，適切な説明で信頼関係を築き，不安の除去に努める。麻酔前投薬は患者の精神状態と術前投与されている鎮静薬や心機能に応じて，鎮静薬の継続あるいは可能ならスコポラミン（0.2〜0.4mg），モルヒネ（5〜10mg）などを用いる。また，絶飲食の時間が短いなら，メトクロピラミドやH_2ブロッカーも投与する。

　輸血血液は原則としてサイトメガロウイルス抗体陰性血を準備する。開胸歴があり術後

止血に難渋することが予想される症例では十分な量を確保する。補助人工心臓の装着や心房細動を合併した心不全で，ワーファリン®による抗凝固療法を行っている場合には，プロトロンビン時間に応じてビタミンKや新鮮凍結血漿の投与を行うこともある。また抗生物質や免疫抑制剤の投与も開始する。

4. 移植前の術中管理（麻酔導入・人工心肺までの管理） (表III・4)

重症心不全患者の開心術に準じた麻酔管理，呼吸循環管理を行う[11)12)]。長期にわたる心不全管理のため，麻酔薬による心筋抑制および循環血液量の不足に注意する。また，術後の免疫抑制療法の成否が移植成功の根幹となるため，周術期を通じて免疫抑制に対する感染対策に留意する。手術室入室前に麻酔科医は十分に手洗いを施行し，外回りの医師や看護婦を含め入室者の人数制限を行う。すべてのルート類の確保はイソジン消毒の後に無菌

表III・4　心臓移植の麻酔に関する問題点と留意点

(移植前)
1) 臓器摘出チーム・移植チーム全体での綿密な時間計画と準備
2) 免疫抑制と感染対策
 a) 免疫抑制剤の術中投与と抗生物質の予防投与
 b) 清潔操作下での処置，ルート類の確保
3) 重症心不全の麻酔・循環管理
 a) 循環時間を考慮した慎重な麻酔導入
 b) 麻酔薬や手術操作による心抑制や循環血液量不足への対処と灌流圧の調節：容量負荷とカテコラミン，血管拡張薬
 c) 心室性不整脈への対処

(移植後)
1) 移植心の除神経
 a) ペーシング（心室あるいは心房心室同時），イソプロテレノールによる心拍数調節
 b) 適切な容量負荷による血圧および心拍出量の維持
2) 移植心の心機能低下
 a) 肺動脈カテーテルや経食道心エコーによる心機能や心室容量の評価
 b) 適切な容量負荷とドパミン，ドブタミン，PDE III阻害薬による血圧および心拍出量の維持
3) レシピエントの肺高血圧に対するドナー右心の適応
 a) 低酸素血症，高炭酸ガス血症，アシドーシス，肺の虚脱（無気肺や胸腔内貯留液）や過膨張の是正
 b) ドブタミン，ニトログリセリン，プロスタグランジンE_1，一酸化窒素吸入
4) 免疫抑制と感染対策
 a) 免疫抑制剤による肝腎障害への留意
 b) 気管内チューブおよび各種カテーテルの可及的早期抜去
 c) 拒絶反応と感染症の早期診断と治療

的に行い，特に中心静脈は清潔ガウン着用下に穿刺する．導尿も同様で，気管内挿管や胃管チューブ（経口）挿入，経食道心エコー（transesophageal echocardiography：TEE）プローブ挿入も可及的に清潔に行う．

a．麻酔導入と維持

麻酔導入前に末梢静脈ライン，橈骨動脈ラインを局所麻酔下に確保する．開胸歴のある患者では癒着剥離の際の出血に備えて太い末梢静脈ラインを確保し，癒着剥離中の不整脈の治療に体外式除細動パッチを用意する．心電図，経皮動脈血酸素飽和度，観血的動脈圧をモニターしながら麻酔導入した後，肺動脈カテーテルおよび薬物投与用の中心静脈カテーテルを挿入する．原則として挿入経路は左内頚静脈を用い，右内頚静脈は術後の心筋生検用に温存する．重症者では麻酔導入前に局所麻酔下で確保する．

慢性の低心拍出状態の患者では循環時間の延長，薬物の分布容積の減少を考慮し，麻酔導入はフェンタニル（計 $5\sim15\,\mu\mathrm{g}\cdot\mathrm{kg}^{-1}$）とミダゾラム（$1\sim2\mathrm{mg}$ずつ）のtitrationで慎重に行い，過剰投与に注意し必要十分量を投与する．筋弛緩薬はベクロニウムあるいは不整脈や頻脈を認めない症例ではパンクロニウムを使用する．十分な酸素化と喉頭蓋の圧迫のもと気管内挿管する．麻酔導入で，血管拡張による循環血液量の不足や内因性カテコラミンの減少などが起こり低血圧を呈することが多いので，輸液・輸血で十分に補い昇圧薬で灌流圧を維持する．逆に浅麻酔では挿管刺激での末梢血管抵抗の増大に注意する．また陽圧呼吸で，肺の過膨張による心タンポナーデ，静脈還流減少，肺血管抵抗上昇による右心不全などが起こり低血圧を呈する場合もある．補助人工心臓を装着している場合は麻酔薬には比較的よく耐えるが，灌流圧の調節に留意する．麻酔維持はフェンタニル（$30\sim80\,\mu\mathrm{g}\cdot\mathrm{kg}^{-1}$）とミダゾラムなどのベンゾジアゼピンで行う．麻酔薬の作用は肝腎機能の低下の程度に応じて作用延長することに留意する．なお体位に関しては，拡張型心筋症では胸骨を最大限まで開くので，動静脈ルートを確保した側の腕を開く場合は過度の挙上による腕神経叢損傷に注意する．

b．モニタリングと循環管理

モニタリングは5誘導の心電図，経皮動脈血酸素飽和度，呼気二酸化炭素分圧，観血的動脈圧，肺動脈圧，中心静脈圧，体温（膀胱温，咽頭温，末梢温），尿量を連続測定する．ただし肺動脈カテーテルは挿入時の不整脈による循環虚脱や感染の危険性を伴うが，肺動脈圧，混合静脈血酸素飽和度，心拍出量の連続モニターは心不全や肺高血圧の循環管理に有用であるため，危険性と有用性を考慮して適応を決める．肺動脈カテーテルを挿入した場合，心臓摘出前に先端を上大静脈まで抜浅するが，肺高血圧に留意して移植前の血行動態を評価し，移植後の循環管理の指標とする．移植後，人工心肺離脱前にカテーテルを肺動脈まで再度挿入する．また，TEEで心内血栓の有無や上行大動脈の動脈硬化の程度を確

認する。重症心不全のようにコンプライアンスの低下した心臓では，TEEによる心室内容量および収縮力の評価は充満圧の評価より有用である。

　循環管理としては，重症心不全と心室性不整脈への配慮が重要である。手術操作による心抑制と不整脈の発生にも注意し，適正な灌流圧で冠血流の維持を目指す。術前の循環動態を考慮したうえで，心収縮力増強および後負荷軽減効果のあるドブタミン，PDE III阻害薬などを中心に管理するが，実際は術前より使用されていたカテコラミン，血管拡張薬を継続して使用する。血圧の維持にはドパミンやエピネフリンなどを併用する。心臓の機能維持と他臓器の血流のバランスを考慮して循環作動薬を用いるが，その選択には心臓の機能維持よりも他の重要臓器の血流維持が優先する。また，利尿薬が大量に投与されている症例では低カリウム血症による不整脈に注意する。

　補助人工心臓は人工心肺開始後に駆動を停止する。埋め込み型自動除細動器は皮膚消毒の前に作動をオフとし，人工心肺開始後にリード線を切断除去する。ジェネレータや遺残リードは閉胸後に除去する。ペースメーカに対しても同様に処置する。また，開胸歴があり術後止血に難渋することが予想される症例では人工心肺中のアプロチニンなどの使用も考慮する。

5. 心臓移植手術の実際 （図III・1[11]）

　ドナー心は大動脈と肺動脈を分離し，左右肺動脈を切離して肺動脈吻合口を作製する。左房後面で4つの肺静脈開口部間を切開し，ひとつの開口部とする。心房中隔欠損（卵円孔開存）があれば閉鎖する。また，下大静脈から右心耳にかけて右房吻合切開を行う。レシピエント心は両大血管を半月弁直上で切離する。後述のLower-Shumway法では心房中隔は可及的に残して切離する。両心耳は原則として切除する。

　従来，レシピエントの心房を残し，左房，右房，肺動脈，大動脈の順に吻合するLower-Shumway法が広く行われてきたが，最近ではドナーの左房をレシピエントの肺静脈カフに吻合し，右房吻合の代わりに上下大静脈を別々に吻合するbicaval anastomosis法（左房，上下大静脈，肺動脈，大動脈の順に吻合）が普及してきている[11)13)14]。本法は心房形態の維持，洞結節機能の保存，房室弁機能の維持に有利であり[14)15]，特にドナー・レシピエント間で右房の大きさが著しく異なる場合に有用である。

　レシピエント心の虚血時間が長くなる場合には，冠静脈洞より逆行性の血液心筋保護液の灌流を吻合中から開始し，大動脈遮断解除まで継続して行う。この場合は右房吻合を最後に行う。

6. 移植心の特徴 （病態生理と薬理）

　移植心は除神経心となり，洞結節は神経支配を受けない。除神経は一回拍出量や収縮力

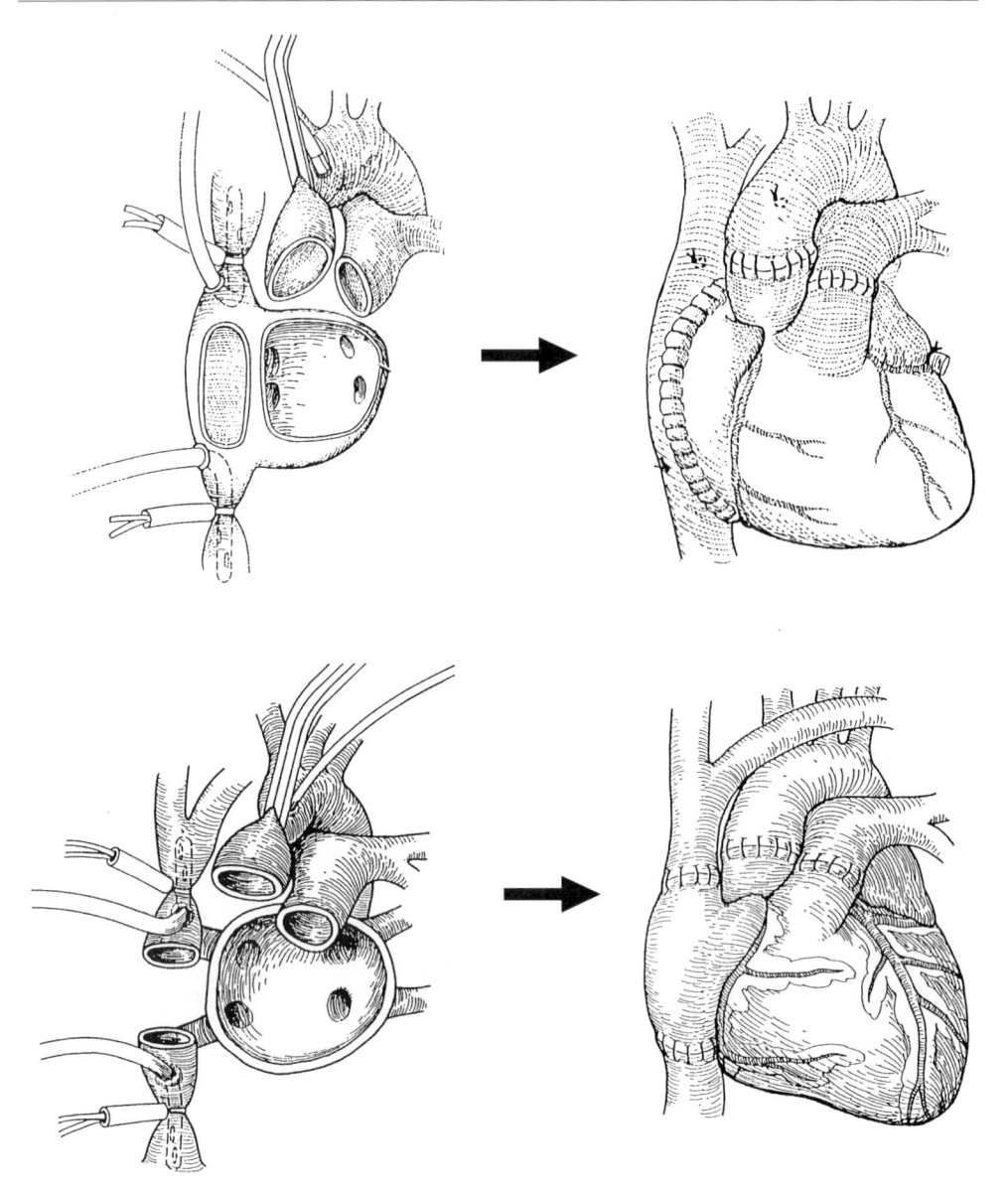

図Ⅲ・1　心臓移植の実際

Lower-Shumway法（上）と bicaval anastomosis法（下）

(McCarthy PM, et al : Cardiac transplant admission, anesthesia, and operative procedure, The Stanford Mannual of Cardiopulmonary Transplantation. Edited by Smith JA, et al. New York, Futura Publishinbg Company, 1996, pp 40-50 より改変引用)

などの心機能自体に影響は与えないが，運動負荷などに対する反応が変化する[16]。急速な心拍出量の増加は正常心では心拍数の増加により起こるが，移植心では一回拍出量の増大により起こるため，主として前負荷に依存する。心拍数の増加は副腎由来のカテコラミンにより起こるので反応が遅れる。迷走神経が遮断されているため心拍数の減少もゆるやか

である．したがって循環血液量減少や低血圧に対する反応が欠如し，反射的に頻脈になることもない．除神経は房室伝導や心室伝導に与える影響は通常少ないが[17]，手術・虚血による洞結節・伝導系の障害や拒絶反応による房室結節や伝導系の浮腫により徐脈や房室ブロックが起こりうる．

刺激伝導系にはアドレナリン受容体が存在するため，心拍数はβ受容体作動薬に正常に反応する[18]．また，自律神経を介して間接的に作用する薬物（エフェドリン，アトロピン，パンクロニウムなど）は，移植心ではその効果を失う．直接・間接の両作用をもつ薬物は移植心では直接作用のみを呈する（ジゴキシンは房室伝導の不応期延長作用が消失し，ノルエピネフリンは迷走神経反射が消失するため，頻脈を起こす）．また，カテコラミンレベルが上昇しているためα受容体作動薬の末梢での反応性が低下する[18]．

なお神経再生は長期的にも起こらないとされてきた．最近の報告では，移植後18カ月未満では交感神経の再分布はほとんど観察されないものの，不均一ではあるが心基部前壁から始まり心尖部側壁にかけて徐々に神経再生が起こることが示されている[19]．また，この神経再生は副交感神経よりも交感神経優位に起こるが，必ずしも心拍数や心室機能の調節には反映されなかった[20]．

また，移植心の特徴として冠動脈硬化が進行し，近位部から末梢の心筋内動・静脈に及ぶびまん性の内膜肥厚が起こる[21]．冠血管病変の危険性は高いが，その同定は難しい．心筋虚血に狭心痛が伴うことは少なく，心電図による評価が必要である．このような慢性拒絶反応は長期予後に大きく関わってくる[1,22]．

7. 移植後の術中管理（人工心肺離脱後の管理）（表Ⅲ・4）

吻合終了後に大動脈の遮断を解除し，心拍動が開始されたら換気を再開し，大動脈前壁と左室心尖から空気除去を行ってTEEで確認する．30～60分間，人工心肺を継続し，十分に心筋保護液の洗い出しや内皮機能・心筋収縮力の回復を待ち，電解質，酸塩基平衡，体温の調節を行った後に離脱を図る．

移植術後の循環管理上の問題点として，①移植心の除神経，②移植心の心機能低下（虚血時間の延長，臓器保存の問題，摘出前のカテコラミンの大量投与による心筋内のカテコラミンの枯渇），③レシピエントの肺高血圧に対するドナー右心の適応などがある．

再灌流直後は通常接合部調律であり，術後早期の心拍出量は心拍数に依存するため，イソプロテレノール（0.005～0.04 $\mu g \cdot kg^{-1} \cdot min^{-1}$）や心房・心室ペーシングを用い，心拍出量が最大となるように心拍数を90～110bpmに調節する．必要ならば心房心室同時ペーシングを行う．洞調律であれば，Lower-Shumway法の場合通常P波を2つ認めるが，レシピエントの遺残心房に由来するP波は臨床的に重要ではない．

肺動脈カテーテルやTEEで左右両心機能を評価し，容量負荷による十分な前負荷のもと

で血圧および心拍出量が維持できなければ，ドパミンあるいはドブタミンやPDE III阻害薬を併用する．低酸素血症，高炭酸ガス血症，アシドーシス，胸腔内貯留液による肺の虚脱および肺の過膨張は肺動脈圧を上昇させるので是正する．肺高血圧による右心不全にはドブタミン，ニトログリセリンやプロスタグランジンE_1，さらに重症例には選択的肺血管拡張作用のある一酸化窒素吸入（2〜10ppm）で対処する[23]．ただし除神経心は前負荷に敏感に反応するため，血管拡張薬の投与や容量負荷は慎重に行う．エピネフリンを併用する場合は$0.10\,\mu g\cdot kg^{-1}\cdot min^{-1}$前後までとし，それ以上に必要な時にはIABPおよび右室補助人工心臓もまれではあるが考慮する[24]．尿量の維持には，少量のドパミン，マンニトールおよびフロセミドを使用する．心房利尿ペプチドは利尿作用とともに降圧作用も有用である．

移植心に関する情報は十分でない場合もあり，TEEにより移植心の両心機能や弁機能および形態を評価し，それに応じた循環管理を行う．また吻合による心房の狭小化やレシピエント心とドナー心のミスマッチによる上大静脈の狭窄が生じうるため，それらの同定を含めた術中の心室容量の評価や両心機能の評価など，循環管理にTEEは重要である．その他，逆行性冠灌流用カテーテルの位置や人工心肺離脱時の心内残存空気の除去を確認することにも有用である．

レシピエント心の大量の血液が人工心肺の回収装置に貯留しているため，離脱後の容量負荷はプロタミン投与までは貯留血を用いる．プロタミン投与後は，放射線照射した血液を白血球除去フィルターを用いて投与する．必要に応じて血小板製剤やトラネキサム酸あるいはアプロチニンを投与する．

術後管理は通常の開心術と同様であるが，加えて免疫抑制療法およびそれによる感染症の予防と対策，除神経されたドナー心機能の管理，術前の長期心不全状態により低下した諸臓器機能および低栄養状態の是正に配慮する．特に感染症と拒絶反応の早期診断と治療が重要となる．通常，移植心が良好に機能すれば低血圧よりも高血圧への対処が必要となることが多く，人工呼吸からの離脱は比較的速やかに可能である．心不全に基づく肝腎機能低下は通常心機能の改善とともに回復するが，遷延する臓器障害や感染症には注意が必要である．

結　語

心移植患者の麻酔管理においては，移植前はチーム全体としての綿密な時間計画と準備および重症心不全の全身管理に留意し，移植後は移植心（除神経心）の特徴と肺高血圧に起因する右心不全を考慮した循環管理と，移植成功の根幹となる免疫抑制療法と感染対策に留意することが重要である．

【参考文献】

1) Hosenpud JD, Bennett LE, Keck BM, et al : The registry of the International Society for Heart and Lung Transplantation: Sixteenth official report — 1999. J Heart Lung Transplant 18: 611, 1999
2) Robbins RC, Barlow CW, Oyer PE, et al : Thirty years of cardiac transplantation at Stanford university. J Thorac Cardiovasc Surg 117: 939, 1999
3) Yeatman M, Smith JA, Dunning JJ, et al : Cardiac transplantation : A review. Cardiovasc Surg 3 : 1, 1995
4) Braunwald E : Heart failure: Pathophysiology and treatment. Am Heart J 102（3 Pt 2）: 486, 1981
5) Cohn JN, Levine TB, Olivari MT, et al : Plasma norepinephrine as a guide to prognosis in patients with chronic congestive heart failure. N Engl J Med 311 : 819, 1984
6) Bristow MR, Ginsburg R, Minobe W, et al : Decreased catecholamine sensitivity and beta-adrenergic-receptor density in failing human hearts. N Engl J Med 307 : 205, 1982
7) Goldberger JJ : Treatment and prevention of sudden cardiac death: Effect of recent clinical trials. Arch Intern Med 159 : 1281, 1999
8) Gheorghiade M, Benatar D, Konstam MA, et al : Pharmacotherapy for systolic dysfunction: A review of randomized clinical trials. Am J Cardiol 80（8B）: 14H, 1997
9) Hunt SA, Frazier OH : Mechanical circulatory support and cardiac transplantation. Circulation 97 : 2079, 1998
10) Murali S, Kormos RL, Uretsky BF, et al : Preoperative pulmonary hemodynamics and early mortality after orthotopic cardiac transplantation: The Pittsburgh experience. Am Heart J 126 : 896, 1993
11) McCarthy PM, Smith JA, Siegel JA, et al : Cardiac transplant admission, anesthesia, and operative procedure, The Stanford Mannual of Cardiopulmonary Transplantation. Edited by Smith JA, et al. New York, Futura Publishing Company, 1996, pp31-61
12) Quinlan JJ, Firestine S, Firestone LL : Anesthesia for heart, lung, and heart-lung transplantation, Cardiac Anesthesia（fourth edition）. Edited by Kaplan JA. Pennsylvania, WB Saunders Company, 1999, pp991-1013
13) Aziz TM, Burgess MI, El-Gamel A, et al : Orthotopic cardiac transplantation technique : A survey of current practice. Ann Thorac Surg 68 : 1242, 1999
14) Aziz T, Burgess M, Khafagy R, et al : Bicaval and standard techniques in orthotopic heart transplantation : Medium-term experience in cardiac performance and survival. J Thorac Cardiovasc Surg 118 : 115, 1999
15) El-Gamel A, Deiraniya AK, Rahman AN, et al : Orthotopic heart transplantation hemodynamics : Does atrial preservation improve cardiac output after transplantation? J Heart Lung Transplant 15 : 564, 1996
16) Verani MS, George SE, Leon CA, et al : Systolic and diastolic ventricular performance at rest and during exercise in heart transplant recipients. J Heart Transplant 7 : 145, 1988
17) Bexton RS, Nathan AW, Hellestrand KJ, et al : The electrophysiologic characteristics of the transplanted human heart. Am Heart J 107 : 1, 1984
18) Borow KM, Neumann A, Arensman FW, et al : Cardiac and peripheral vascular responses to adrenoceptor stimulation and blockade after cardiac transplantation. J Am Coll Cardiol 14 : 1229, 1989
19) Bengel FM, Ueberfuhr P, Ziegler SI, et al : Serial assessment of sympathetic reinnervation after orthotopic heart transplantation. A longitudinal study using PET and C-11 hydroxyephedrine. Circulation 99 : 1866, 1999
20) Murphy DA, Thompson GW, Ardell JL, et al : The heart reinnervates after transplantation. Ann Thorac Surg 69 : 1769, 2000

Thorac Surg 69 : 1769, 2000
21) Tuzcu EM, De Franco AC, Hobbs R, et al : Prevalence and distribution of transplant coronary artery disease: Insights from intravascular ultrasound imaging. J Heart Lung Transplant 14 (6 Pt 2) : S202, 1995
22) Costanzo MR, Naftel DC, Pritzker MR, et al : Heart transplant coronary artery disease detected by coronary angiography: A multiinstitutional study of preoperative donor and recipient risk factors. Cardiac Transplant Research Database. J Heart Lung Transplant 17 : 744, 1998
23) Rajek A, Pernerstorfer T, Kastner J, et al : Inhaled nitric oxide reduces pulmonary vascular resistance more than prostaglandin E_1 during heart transplantation. Anesth Analg 90 : 523, 2000
24) Fonger JD, Borkon AM, Baumgartner WA, et al : Acute right ventricular failure following heart transplantation: Improvement with prostaglandin E_1 and right ventricular assist. J Heart Transplant 5 : 317, 1986

C 心移植患者の術後管理

公文啓二

はじめに

心臓移植が開始されすでに30年以上を経ている[1)2)]が，本邦では1999年ようやく臓器移植法に基づく心臓移植が再開された。筆者の施設では2001年6月現在で臓器移植法に基づく心臓移植例6例を経験した[3)]。本稿は2例の心臓移植症例を呈示するとともに術後急期管理について概説したい。

1. 心臓移植術後急性期管理にかかわる移植待機中の問題点

心臓移植術後急性期に特に留意しなければならないことは，移植待機期間中の合併症ならびに主要臓器機能の低下，移植心搬送中の虚血に伴う機能低下，除神経心ゆえの諸問題，拒絶と免疫抑制療法ならびに免疫抑制療法に伴う易感染性あるいは臓器機能障害などである。

心臓移植は世界中で年間3,500例ほど行われているが，臓器不足の問題は本邦はもとより欧米においてもよりいっそう深刻なものとなっている[4)]。心臓移植患者は従来自宅待機患者が大半で比較的安定した患者がほとんどであったが，1980年代後半より入院中の左心補助心臓（left ventricular assisting system：LVAS）装着患者あるいはカテコラミン補助を要する患者がほとんどを占めるようになっている[4)]。本邦で行われたこれまでの心臓移植患者もすべてstatus 1の患者であり，心臓移植待機患者では待機中の長期間の重篤な心不全に伴う臓器機能の低下が術後管理に多大な影響を及ぼすのみならず不可逆的な臓器不全の併発は移植機会を失する結果ともなりうる。したがって，移植待機患者において臓器障害の併発が認められた場合には可及的早期にLVASを装着し循環を確立し臓器機能の回復を図ることが不可欠である。

また，高度心不全に伴う臓器機能障害の一因としてうっ血ならびに血管内外水分貯留に伴う臓器浮腫が関与する。臓器機能を回復するためには余剰水分を除水することが重要であるが，LVAS装着下において血管外水分の除水効果が認められているヒト心房性利尿ペプチド（human atrial natriuretic hormone：hANP）[5)~7)] 投与が極めて有効である。

しかしながら，移植患者においては術前よりの臓器機能温存に努めても肝臓，腎臓などの主要臓器機能の予備力が低下している可能性が高い。移植後急性期においては臓器毒性

の高い免疫抑制薬投与が必須で，臓器機能の低下は必要な免疫抑制薬投与の制限といった事態に陥る場合もあり，術後急性期には特に臓器血流量を十分に保ち臓器機能の温存に細心の注意を払うことが重要である．

2. 症　例

【症例1】　43歳，男性

病歴：27歳時，拡張型心筋症（dilated cardiomyopathy：DCM）の診断．29歳時，心房粗細動から心不全．35歳時，冠状動脈・肺動脈瘻閉鎖術．41歳時，右腎梗塞および徐脈性心房細動に対するペースメーカ移植術．43歳時（1999年），2月，心不全増悪入院，強心薬治療（ドパミン，ドブタミン，ミルリノン），3月末，心不全さらに悪化し内科的治療限界となる．4月3日，LVAS装着．LVAS装着にもかかわらず術直後は心係数（CI）1.98$l\cdot min^{-1}\cdot m^{-2}$，$S\bar{v}_{O_2}$ 40％台と低心拍出量状態を呈し，かつ術後出血多量であったが，ドパミン，ドブタミン，ミルリノンによる右心補助と同種血輸血による容量負荷で血行動態は次第に安定した．hANP投与下で尿量は十分に確保され，血清クレアチニン値は正常範囲に保たれたが，術前のうっ血肝および術中術後の多量輸血の影響を受け総ビリルビン値の上昇を認め，LVAS装着後7日目には21.9mg・dl^{-1}まで上昇した．人工呼吸管理は術後急性期の不安定な血行動態の影響を受け若干長期化し術後3日目に人工呼吸から離脱しえた．術後5日目から経口摂取を開始し，総ビリルビン値も術後7日目をピークに低下し始め，術後11日目に一般病棟へ転棟し，リハビリテーション施行下移植待機となった．

心臓移植手術：1999年5月12日（LVAS装着後39日目）

心臓移植ドナー：慶應大学病院に入院中の30歳代男性であった．ドナー心の良好な心機能を確認の後，17時41分，摘出開始し，18時00分，完了した．心筋保護液には4℃ST. Thomas液が用いられた．ヘリコプター，チャータージェット機および救急車を乗り継ぎ，19時58分，当センターに到着，搬送時間は1時間33分であった．

レシピエント手術：ドナー心の摘出が確認された後，18時11分に手術が開始され，20時5分にレシピエント心の摘出が開始された．移植術はLower-Shumway法で行われた．21時15分，微低温血液を用いて逆行性冠灌流法により心臓血流再開された．心筋虚血時間は3時間34分であった．5月13日3時30分，手術終了しICU内無菌病床に入室した．体外循環時間2時間26分，手術時間9時間15分，麻酔時間11時間17分であった．

術直後の血行動態：イソプロテレノール（ISP），ニトログリセリン（NTG），プロスタグランジン（PG）E_1，hANP使用下で，HR 110，AP 115/72，RAP 6，PAP 26/7（15），CO/CI 6.77/4.39，$S\bar{v}_{O_2}$ 75％であった．

術後経過：術後血行動態は安定していたが，軽度の血圧低下および尿量減少を認めたため術後4時間目にrenal doseのドパミン（DOA）の投与を開始した．術後6時間目自発呼吸

が確認され，間欠的陽圧呼吸（intermittent mandatory ventilation：IMV）8回から人工呼吸からのウィーニングを開始した．術後7時間目心拍数の低下を認めrate 96で心房ペーシング（AOO）を開始した．

術後8時間IMV 4回，術後9時間IMV 2回とし，術後10時間に気管内チューブを抜管した．さらに，術後15時間にISP投与を中止し，術後17時間にNTG投与を中止するとともにSwan-Ganz®（SG）カテーテルを抜去した．抜去直前の血行動態はCO/CI 4.32/2.81であった．術後2日目PGE$_1$投与中止，経口摂取開始，座位，術後3日目DOA投与中止，立位，術後4日目歩行訓練を開始し，CVP（central venous pressure）ラインを抜去した．その間一時尿量減少が認められたがhANP投与量の増量によって尿量は維持され，術後6日目にhANP投与を中止しえた（図III・2）．術後7日目，心筋バイオプシーを施行し，拒絶反応は認めず，術後8日目，一般病棟へ転棟した．以後，経過良好で，移植後65日目に退院した．

【症例2】　25歳，男性

病歴：21歳時，脈の結滞，立ちくらみ，全身倦怠感，冠動脈検査，左室造影検査でDCMの診断，23歳時，失神，心室性頻拍（ventricular tachycardia：VT）症，24歳時（平成10年），VTコントロール不良（アミオダロン），多型性VT出現，8月7日，植え込み型除細動器植え込み手術，12月下旬，胸水貯留，肺うっ血が出現した．

入院～移植までの経過：平成11年1月6日入院，NYHA IV度，CTR（cardiothoracic ratio）61.5％で酸素吸入，ドブタミン，ミルリノン投与開始，日本臓器移植ネットワークに登録しstatus 1で待機，ドブタミン，ミルリノン離脱困難な状態であった．

心臓移植手術：6月14日

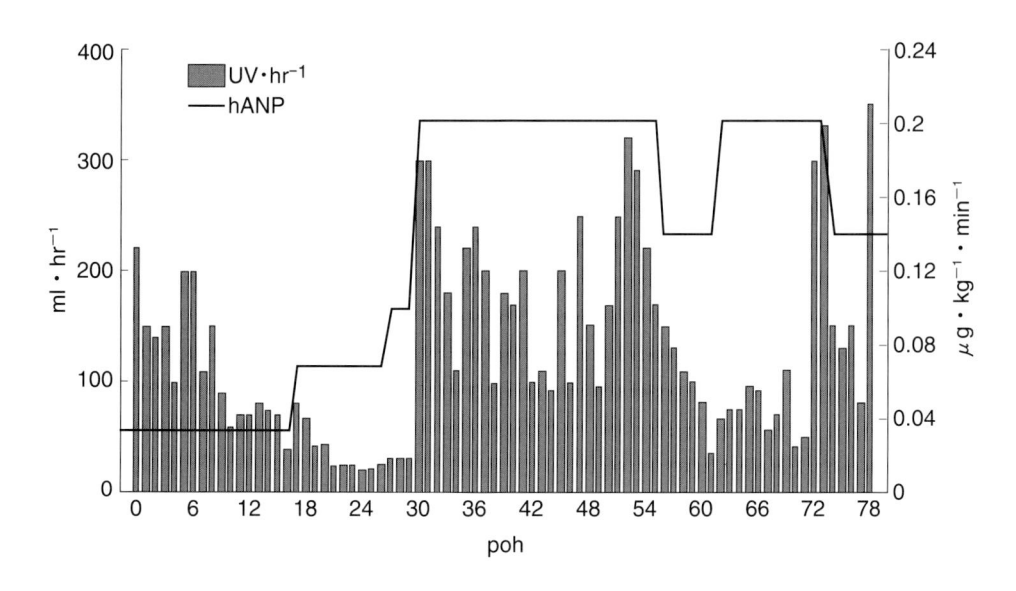

図III・2　症例1におけるhANP投与量と尿量

心臓移植ドナー：宮城県古川市立病院入院中の20歳代男性であった。16時17分，ドナー心摘出（4℃ST. Thomas液）し，16時43分古川市立病院出発，ヘリコプター，チャータージェット機救急車を乗り継ぎ，18時47分，当センター到着（搬送時間2時間4分）。

レシピエント手術：15時53分手術室入室，17時19分執刀で，18時55分，レシピエント心の摘出を開始し，19時3分，レシピエント心は摘出された。19時13分，bicaval anastomosis法でドナー心吻合開始，19時41分，血流再開（虚血時間3時間35分），23時57分に手術は終了した。体外循環時間2時間56分，手術時間6時間37分，麻酔時間8時間20分であった。

術直後血行動態：ISP，DOA，DOB，NTG，hANP使用下，および完全房室ブロックのため心房-心室同期ペーシング（DVI）rate 90で，AP 130/65，RAP 9，PAP 20/15（16），CO/CI 7.0/3.9，$S\bar{v}_{O_2}$ 69％であった。

術後経過：血行動態は良好で，術後6時間からIMVを開始し，術後7時間に抜管した。術後13時間DOA投与およびhANP投与中止後無尿状態となったがhANP再開によって利尿を得た（図III・3）。さらに完全房室ブロックも回復し，HR 70台のsinus rythmとなった。術後14時間目SGカテーテル抜去（CO/CI 6.5/3.6）し，術後18時間より経口摂取を開始した。術後23時間にISPの投与を中止した。術後2日CVPライン抜去，座位，術後4日立位，歩行訓練，術後6日目，DOB off，術後7日目，心筋バイオプシーを施行し，拒絶反応は認めなかった。またhANP投与を中止し十分な尿量が得られたため，術後8日に一般病棟へ転棟した。術後46日目に退院したが，拒絶反応が認められたため再入院した。ステロイドパルス療法で回復し，再度退院した。

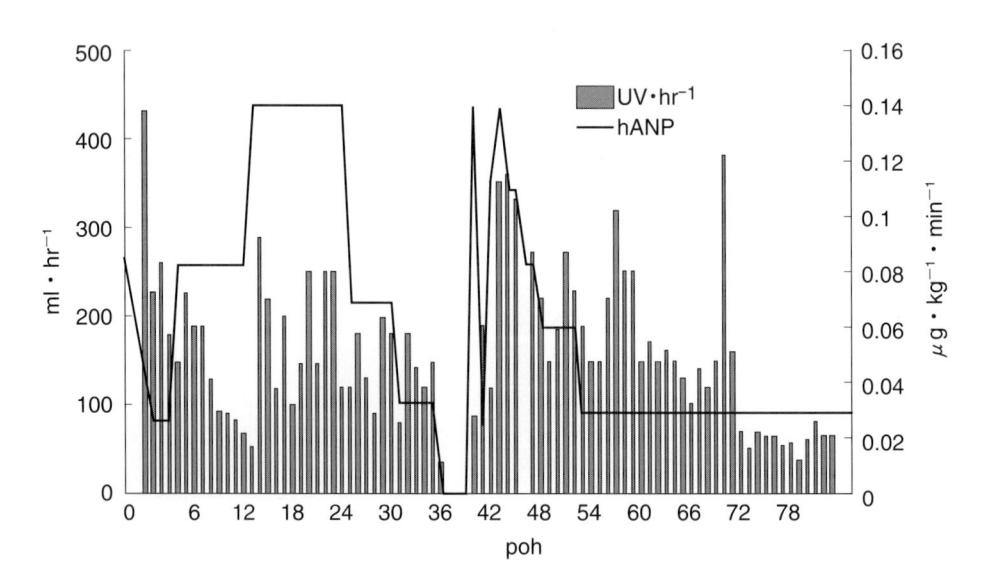

図III・3　症例2におけるhANP投与量と尿量

3. 術後急性期管理

a. 循環管理

1) 心筋虚血に伴う心機能の低下

心筋保護液の効果により摘出心の保護は通常4時間までは十分とされているが、ドナーからの心摘出から移植後血流再開までは虚血状態であり、搬送などに伴う長時間の心筋虚血に伴う心機能低下には術後急性期において留意しておかなければならない[8]。その対策としては、摘出時の的確な心機能の評価ならびに移植手術中に早期に血液灌流を再開すること、移植後は超音波診断やSGカテーテルなどを用いた心機能評価に基づく循環管理が要求される。心機能の低下が認められる場合には適切な強心薬を用いての補助、さらに高度の心機能低下が認められる場合には大動脈内バルーンパンピング（intra-aortic balloon pumping：IABP）や経皮的心肺補助（percutaneous cardiopulmonary support：PCPS）を用いて移植心の機能回復を待たなければならない。移植心の機能が回復しない場合には再度LVASを装着し、再移植を待たなければならない危険性もある。

今回の2例においては長時間虚血に対する心機能の低下は軽度で、少量のカテコラミン投与によって術後血行動態は比較的安定していたため循環管理は比較的容易であった。しかし、症例1において血圧低下ならびに尿量減少のためドパミンの追加投与を要した。

2) 急性拒絶反応

これまで経験した症例では急性拒絶反応は認められなかったが、急性拒絶反応が進行すれば心機能の低下に伴い心不全や不整脈が生じる。術後急性期においては、常に急性拒絶反応を念頭におき、症状ならびに超音波心機能検査などを毎日施行し拒絶反応に伴う心機能低下に備えることが肝要である。

3) 除神経心

除神経心の術後急性期の問題として徐脈および容量過負荷などにおけるhANPなどの液性因子の分泌（stretch-induced ANP secretion）の欠如が挙げられる。症例1は徐脈、症例2は術後急性期に完全房室ブロックを呈し一時的ペーシングを要した。一方、免疫抑制療法下の感染予防のため、SGカテーテルおよび中心静脈カテーテル早期抜去を意図して強心薬などの早期投与中止を図ったが、症例2において術後13時間にDOAおよびhANP投与を同時に中止した結果、無尿ならびに軽度の腎機能低下を呈した。心移植後の腎機能障害の合併は予後に多大に影響を及ぼす[9]。hANP再開によって十分な利尿が得られ腎機能も改善した。心臓移植患者においては、移植前の心不全に伴うhANP分泌過剰の結果生じるhANPに対する反応性の低下、endothelinの上昇[10]ならびにstretch-induced ANP secretionの欠如などの問題もあり心移植術後管理においてhANPは極めて合目的な治療薬である。

表Ⅲ・5 症例1に用いた免疫抑制療法

術中導入
　OKT-3（ムロモナブ）
　metylprednisolone（ソルメドロール）
術後（3者併用療法）
　cyclosporin A（ネオーラル）
　mycophenolate mofetil（セルセプト）
　prednisolone（プレドニン）

表Ⅲ・6 症例2に用いた免疫抑制療法

最初から3者併用療法
　cyclosporin A（ネオーラル）
　mycophenolate mofetil（セルセプト）
　prednisolone（プレドニン）
拒絶反応出現時
　ソルメドロールパルス療法

b．呼吸管理

　心臓移植後は感染予防の観点から早期抜管・経口摂取開始が望まれるが，十分な血行動態の安定ならびに喀痰排出力の回復を待って抜管すべきである。今回の2例とも人工呼吸からの離脱は順調であったが，症例1は術前からの肝機能の低下，長時間手術であったこと，および初めて経験する症例であり慎重を機したことなどが影響し若干長引いた。症例2は術後6時間からウィーニングを開始し約1時間で抜管しえた。

c．免疫抑制療法

　前述の急性拒絶反応に伴う心機能の低下に加え，投与薬の選択および至適投与量の決定ならびに免疫抑制療法に伴う易感染性の問題などが介在する。
　基本的にはシクロスポリンを中心とした3者併用療法を基本的には採用しているが，移植患者の状態によって最善の方法を選択しなければならない。すなわち，肝臓や腎臓機能低下は，免疫抑制剤投与の制限となる。同時にたとえばシクロスポリンに腎毒性があるように免疫抑制剤投与は臓器障害を惹起する。さらに併用薬によっては免疫抑制薬の体内代謝に影響を及ぼし，免疫抑制薬の血中濃度が予測値より大幅に変動する場合もある。したがって，術後管理において肝機能ならびに腎機能温存が免疫抑制療法を的確に遂行するうえで極めて重要であるとともに両機能と相談しながら投与剤を選択しかつ血中濃度および投与効果を確認しながら投与量を調節しなければならない。症例1では肝機能低下のため，**表Ⅲ・5**に挙げる2者の導入で開始し，術後全身状態の安定を待って3者併用療法に移行した。症例2では肝腎機能は正常で最初から3者併用療法で望んだ（**表Ⅲ・6**）が，本症例で経験した無尿のエピソードは早期に回復し事なきをえたものの免疫抑制剤投与の制限となる危険性をはらんでいた。術後急性期においては2例とも副作用も認めず，術後1週に施行した心筋バイオプシーでも拒絶反応は認めず十分に目的は達せられた。

表Ⅲ・7　サイトメガロウイルス(CMV)対策

検査
 antigenemia法
 PCRによるCMV-DNA検査
 mRNA法
予防・治療
 CMV高力価グロブリン
 ganciclobar（デノシン）
 CMV negative blood
 白血球除去フィルター

d. 感染予防

　免疫抑制療法に伴う易感染性に関して術後急性期は細菌感染，サイトメガロウイルス（CMV）ならびに真菌感染症が問題となる。病原菌侵襲機会を減ずる目的で，無菌室で厳重な清潔操作のもとに術後急性期の治療を行うが，術後急性期にはSGカテーテル，中心静脈ラインなど病原菌侵襲機会は多い。予防的抗生物質投与とともに閉鎖式静脈回路，バクテリアルフィルター，エンドトキシン除去フィルターなどを用いるとともにスタンダードプレコーションに準じた清潔操作を徹底する。カテーテル類ならびに気管内チューブは可及的早期に抜去する。CMVに対しては表Ⅲ・7に挙げる検査でモニターするとともにCMV高力価グロブリンの投与の他，輸血を要する場合にはCMV negative bloodを白血球除去フィルターを使用して輸血するなどの対応をとる。症例1には図Ⅲ・4に，症例2には図Ⅲ・5に挙げる予防的抗生物質，抗真菌薬およびCMVグロブリンの投与を行った。症例2においては，ドナーの喀痰からグラム陽性球菌が同定されていたため当初よりバンコマイシンを使用した。また，2例とも手術の影響で術後一過性にCRPの増加が認められたがすみやかに低下し（図Ⅲ・4，Ⅲ・5），術後急性期の感染症は防止しえた。

e. 精神的問題

　移植患者においては，移植前の極めて重篤な身体的条件に加えVAS装着に伴う可動制限，長期間個室管理，さらには不確実な移植待機などに伴う精神的圧迫，移植後においても拒絶，免疫期抑制療法の副作用など精神的な苦痛は多大であり，術前および術後急性期からの精神科医やカウンセラーも含めた精神的サポートにも積極的に取り組まなければならない。

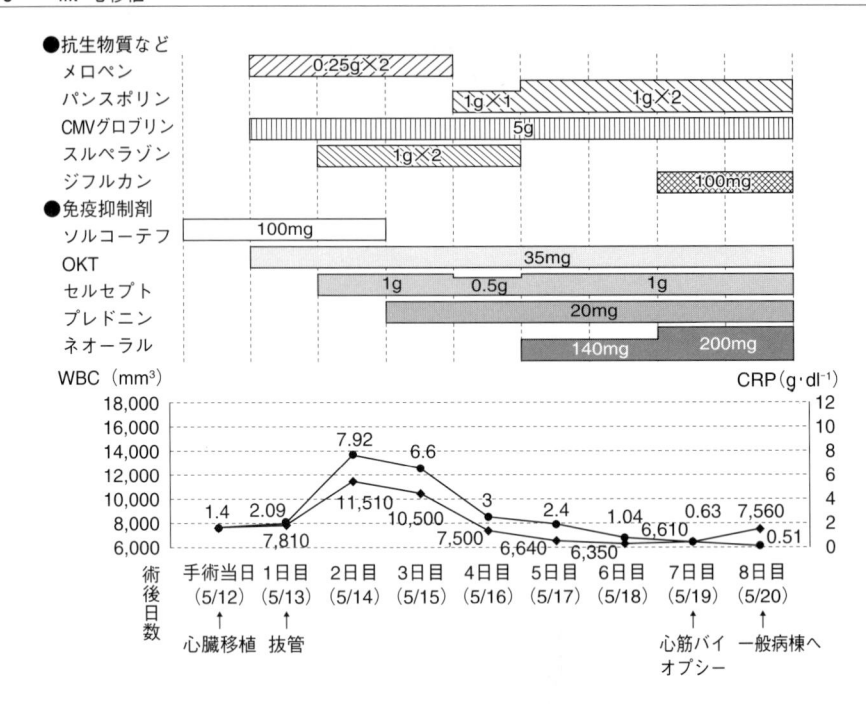

図Ⅲ・4　症例1の術後急性期の感染予防策と免疫抑制療法

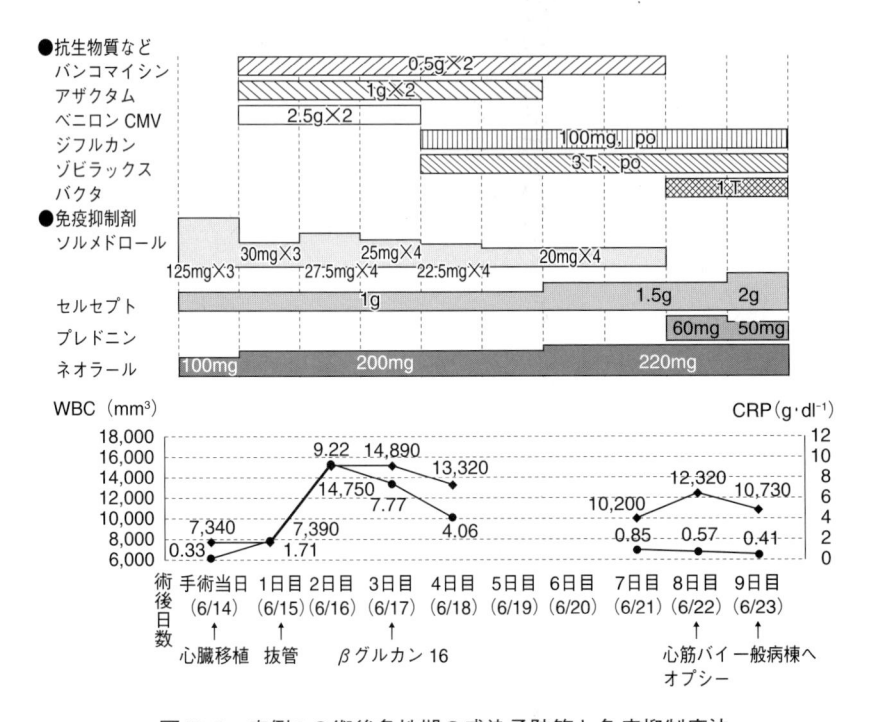

図Ⅲ・5　症例2の術後急性期の感染予防策と免疫抑制療法

【参考文献】

1) Barnard CN : The operation. S Afr Med J 30 : 1271, 1967
2) Hunt SA : Current status of cardiac transplantation. JAMA 280 : 1692, 1998
3) 北村惣一郎, 中谷武嗣, 八木原俊克ほか：国立循環器病センターで施行した臓器移植法に基づく心臓移植の2例. 日本醫事新報　3998 : 16, 1999
4) SoRelle R（Circulation Newswriter）: United Network for Organ Sharing [Cardiovascular News]. Circulation 96 : 4119, 1997
5) Haruna M, Kumon K, Yahagi N, et al : Effect of atrial natrieretic peptide（ANP）on blood volume and hepatic blood flow in oliguric patients after cardiovascular surgery. Anesthesiology 85 : A96, 1996
6) 公文啓二：心臓手術における水分管理とhANP. LISA 5 : 546, 1998
7) 公文啓二, 今中秀光, 宮野博史ほか：心移植に対する周術期 critical care. 集中治療 12 : 845, 2000
8) Owen VJ, Burton PB, Michel MC, et al : Myocardial dysfunction in donorhearts : A possible etiology. Circulation 99 : 2565, 1999
9) Canver CC, Heisey DM, Nichols RD : Acute renal failure requiring hemodialysis immediately after heart transplantation portends a poor outcome. J Cardiovasc Surg 41 : 203, 2000
10) Liu Z, Wildhirt SM, Weismuller S, et al : Nitric oxide and endothelin in the development of cardiac allograft vasculopathy : Potential targets for therapeutic interventions. Atherosclerosis 140 : 1, 1998

IV 肝移植

A 肝移植患者の術前準備と術前管理

橋倉泰彦, 川崎誠治, 寺田 克, 池上俊彦, 中澤勇一
千須和寿直, 浦田浩一, 大野康成

はじめに

　肝移植の術後成績は患者の術前状態に大きく依存することが知られている。米国 the United Network for Organ Sharing（UNOS）のデータでは，術前状態別に術後成績を比較すると，外来通院患者に比べて入院中の患者，特にICU入院患者で術後合併症の発生率が高く，また生存率も低いことが示されている[1]。

　欧米においては，患者数の増加に伴う相対的なドナー不足の中で脳死移植待機患者の待機時間は年ごとに延長しており（米国在住の脳死肝移植待機患者の待機期間中央値は1989年：36日，1998年：496日），患者の術前状態もより重篤化する傾向にある。また，国内においては脳死からの臓器提供が限られており，また，生体肝移植について患者とその家族が希望する時期が患者の状態が極めて悪化した時点となることが多い現状にある。これらの状況から，肝移植をひかえた末期肝不全患者の状態は不良であり，その管理にはさまざまな病態への対応が求められるとともに，各領域の専門医との連携が必要である。

　ここでは，肝移植に向けての術前準備と術前管理について記述する。

1. 術前検査

　術前検査は，個々の症例において肝移植の適応と禁忌の有無を評価し，患者の状態をできる限り良好に維持しながら，安全に肝移植が実施されることを目的とする。術前検査項

表IV·1 レシピエントの術前検査

身長，体重，体表面積，血圧，尿量，血液型，心電図，呼吸機能
血算，生化学，凝固能，検尿，クレアチニンクリアランス
HLA，リンパ球クロスマッチ，便潜血，心エコー，血液ガス分析
腫瘍マーカー（CEA, CA19-9, AFP, PIVKA-II）
細菌培養（鼻腔，咽頭，喀痰，尿，便，カテーテルなど）
ウイルス検査（HAV, HBV, HCV, CMV, EBV, HIV, HTLVなど）
胸腹部X線，超音波検査，CT, MRI
必要に応じて上部消化管検査，頭部CT，脳波検査

表IV·2 レシピエントに対する術前管理

栄養管理（中心静脈栄養，経管栄養）
合併症の治療（消化管出血，腹水，肝性脳症，腎障害，感染症など）
ウイルス感染症対策（感染既往の確認と予防接種）
口腔内・気道の清浄化（うがい，吸入など）
腸管内の清浄化（抗生剤経口投与）

目を表IV·1に示す。

2. 一般的管理

術前管理の目標は，患者の全身状態の悪化を抑えることであり，また可能であれば，その状態を少しでも改善させることにある（表IV·2）。そのためには肝機能のみならず，感染症，腎機能障害，電解質異常，肝性脳症などに対する正確な評価が重要である。なお，電解質補正においては，血清ナトリウムの急速な補正はcentral pontine myelinolysisを惹起することに注意する。

3. 栄養管理

肝不全患者では代謝異常に加えて食欲低下を来しやすい。また，胆道閉鎖症や原発性胆汁性肝硬変などの胆汁うっ滞性肝硬変症例では，腸管内の胆汁酸が減少することから吸収不良と脂肪便を来す。さらに消化管出血，肝性脳症，spontaneous bacterial peritonitis，敗血症などの合併は，患者をより低栄養状態に陥れる要因となる。患者に食欲があれば，35〜45kcal·kg^{-1}·day^{-1}のカロリーと0.8〜1.0g·kg^{-1}·day^{-1}の蛋白の摂取を目標とするが，蛋白摂取量と肝性脳症との関連に注意しながら調節する。経口摂取が困難な症例では中心静脈栄

養や経管栄養を考慮する（胃瘻造設は，腹水貯留，凝固障害，感染の理由から行わない）。術前の栄養状態も肝移植後の成績に関与することが指摘されており，患者をできる限り良好な栄養状態に保つことが重要である。

4. 合併症管理

a. 門脈圧亢進症による消化管出血

食道・胃静脈瘤を有する症例には，約30％の頻度で消化管出血の既往があり，食道静脈瘤出血を予知する危険因子として，Child分類，静脈瘤の増大傾向およびred color sign陽性が挙げられている[2]。移植待機患者の多くがChild B～Cであることから，可能な限り内視鏡検査を行い必要に応じた予防策をとる。出血予防策としての第1選択は静脈瘤結紮術である。結紮療法を硬化療法と比較すると，両者で同等の止血効果が得られる一方，結紮療法でより合併症が少ない点で有用性が示されている[3]。特に硬化療法では硬化剤の門脈への逆流と，それによる門脈血栓は移植手術におけるリスクファクターとなる。また，消化管出血に対する外科的（開腹）処置は，癒着によって移植手術自体が困難となることから可及的に避けるべきである。

静脈瘤出血を来した症例に対しては，輸液および輸血によって循環動態を安定化させた後に，内視鏡検査と結紮療法を施行する。出血例に対する静脈瘤結紮術の有効率は，バルーンタンポナーデや薬物療法（バソプレシン，ニトログリセリンなど）よりも優れている[3]。

Transjugular intrahepatic portosystemic shunt（TIPS）は，外科的シャントにかわって門脈圧亢進の改善に有用な方法である。肝性脳症が15～20％にみられるが，多くはラクツロース投与によってコントロール可能である。しかし，ステントが下大静脈あるいは門脈内に深く留置されることによる血栓形成が肝移植後の血栓のリスクを高めることになるため，移植を前提としている場合は避けることが望ましく，また，実施する場合にも正確な位置への留置が重要である。

b. 腹水

1）薬物治療

血清ナトリウム値をやや低めに維持しながらのナトリウム制限が基本である。外来患者に対しては塩分の多い外食や缶詰食品を避けることを指導し，入院患者では，食事内容と点滴内容を調節する。

肝不全症例の多くで利尿剤投与が必要となる。スピロノラクトンはナトリウム排泄の点で有用性が高く，成人で1日100～200mgのスピロノラクトンと，必要に応じて1日20～40mgのフロセミドを併用し，体重などを参考に用量調節を行う。利尿剤投与によってナトリウム利尿が得られる一方で，自由水の排泄障害があるために低ナトリウム血症を来しや

すく，水分制限がその対処法である。
　一方，積極的な利尿剤投与は循環血液量の減少による腎機能障害を来しやすいため，その場合には利尿剤の減量を考慮するとともに，新鮮凍結血漿投与を中心に循環血液量の保持に努める。

2) 腹腔穿刺

　利尿剤治療に抵抗する大量の腹水，特に強い腹部の緊張や呼吸困難を伴う症例では腹腔穿刺が必要となる。この場合には，穿刺中から穿刺後にかけて新鮮凍結血漿をゆっくりと補う必要がある。なお，繰り返し穿刺を要する場合でも，カテーテルを留置することは感染予防の面からできる限り避けるべきである。
　また，腹水コントロールのための腹腔−静脈シャントは，心内膜炎をはじめとする感染症やDICの危険性があることから，移植を考慮する症例では行うべきでない。

3) Spontaneous bacterial peritonitis

　Spontaneous bacterial peritonitisの合併は自然経過を悪化させるとともに，肝移植の禁忌事項のひとつとなる。腹水中の好中球が$250・\mu l^{-1}$を越えるか，細菌培養で陽性であれば腹水をドレナージし，グラム陽性球菌，グラム陰性桿菌に有効な抗生剤投与を開始する。肝移植は腹膜炎が治癒したことを確かめて行う必要がある。Spontaneous bacterial peritonitisを繰り返す症例に対しては，抗生剤による腸管内清浄化が有用とされる。

c. 肝性脳症

　消化管出血，電解質異常，アルカローシス，腎不全，感染症，睡眠剤投与，便秘はいずれも肝性脳症を誘発しうる要因である。なお，肝不全では低血糖を来しやすいことにも留意する。
　治療では，前述した誘発要因の除去とラクツロース投与，腸管内清浄化，蛋白制限が基本である。
　ラクツロースは浸透圧性の下痢をもたらすとともに，腸管内pHを低下させてアンモニアをアンモニウムイオンにとどめ，血中アンモニア濃度を低下させる。ラクツロース投与量は1日あたり10〜30ml前後で開始し，排便回数が1日3〜4回になるよう調節する。嗜眠傾向〜昏睡にある症例に対しては，排便が得られるまで繰り返しラクツロース30mlを2時間ごとに投与するか，ラクツロース100ml＋微温湯100mlの注腸を行う。なお，この際には脱水に注意する。
　腸管内清浄化に用いる抗生剤としては，カナマイシン，ポリミキシンB，ネオマイシン，バンコマイシン，メトロニダゾールなどが挙げられる。ただし，メトロニダゾールは末梢神経障害などの副作用があり長期投与すべきではない。
　蛋白制限の要否については適切な栄養管理との間で議論があり，ラクツロース投与下での必要性を疑問視する考え方がある。しかし，症例によっては蛋白制限が有用な場合もあ

り，長期的な管理においては，個々の症例に応じて蛋白制限の必要性の検討を要する。また，分岐鎖アミノ酸製剤の経静脈的投与が肝性脳症の改善に有用との報告もあるが，多くの試験成績において従来の治療法に比較しての有用性は確認されていない。しかし，蛋白制限を要する症例に限ると，分岐鎖アミノ酸製剤の経口投与が栄養管理と肝性脳症治療の両面から有用との報告もあり[5]，やはり症例ごとに適応を検討する。

d. 腎不全と肝腎症候群

腎機能評価は，肝機能低下時の血中尿素窒素の産生低下や，筋肉量低下によるクレアチニンの低下もあるために，時として不正確となり，クレアチニンクリアランスが評価の指標となる。

腎機能を悪化させないためには循環血液量の確保が重要である。多量の腹水に対して利尿剤を投与している例では，しばしば循環血液量が減少し，腎血流の低下によって腎機能障害を増悪させることがある。腹腔穿刺後には，過剰とならない新鮮凍結血漿投与が腎機能を増悪させないために必要である。

NSAIDsは腎のプロスタグランジン産生を低下させ腎不全の要因となるため，極力使用しないことが望ましいが，やむをえず投与する場合には，尿量をはじめとした全身状態のモニタリングを万全にしたうえでの少量投与とする。また，経静脈的造影剤投与を必要とする画像診断も腎機能障害を助長する可能性があり，必要不可欠なものにとどめる。

もし，肝移植前に腎機能の悪化が認められた場合には，まず，腎毒性を有する薬剤と利尿剤を減量または中止し，中心静脈圧をモニタリングしながら，水分出納，体重測定を厳密に行い，新鮮凍結血漿投与を中心とする輸液管理で循環血液量の維持に努める。また，ドパミンの少量投与を考慮する。これらの治療によっても腎機能の改善がみられない場合には，血液透析を用いた水分管理，電解質管理，尿毒症対策を行いながら状態を維持し，移植に備える。

e. 感染症

術前のワクチン投与の意義について，肝不全による免疫能低下状態にある患者での有用性は高くはないが，可能な範囲での投与を行っている。B型肝炎と肺炎球菌を優先し，麻疹，風疹，水痘，ジフテリア，破傷風，ポリオがこれに次ぐ。

肝不全状態自体が感染症のリスクファクターであるが，肝疾患治療を目的としたステロイドや免疫抑制剤の投与はそのリスクを数段高める。細菌培養，エンドトキシン，サイトメガロウイルス・アンチゲネミア，サイトメガロウイルス・PCR，カンジダ抗原，アスペルギルス抗原，β-Dグルカン，胸部CTなどの検査を定期的に行い，早期発見と治療に努める。治療においては，肝機能，腎機能と各薬剤の代謝経路を照らし合わせながら投与量を決定し，また副作用の発現に注意する。抗生剤投与にあたっては，耐性菌の出現をできる

限り抑えるよう細菌培養検査成績と投与期間に注意する。

　なお，肺炎などの肝外の感染病巣の存在は，肝移植における禁忌事項のひとつである。

f．その他

　骨粗しょう症は，胆道閉鎖症や原発性胆汁性肝硬変などの胆汁うっ滞性肝硬変例や，アルコール性肝硬変例で問題となる。このような症例では病的骨折を起こしやすいため，打撲への注意など日常動作への留意が必要である。活性型ビタミンDの投与が有効な場合があるが，確立された治療法はない。

　掻痒感は特に胆汁うっ滞性肝硬変症例に合併し，日常生活に支障を与える。掻痒感を軽減させることは容易ではないが，コレスチラミン，ウルソデオキシコール酸，リファンピシン，ナロキソンなどが有用な場合がある。

5. 劇症肝炎症例に対する術前管理

　病態が急速に悪化する劇症肝炎例における術前管理に，これまでに述べてきたことと本質的な違いはないが，高度な肝不全とステロイド投与などによって，より感染のリスクが高いことは，術前管理のみならず適応判定においても重要である。

　脳浮腫による頭蓋内圧亢進については，肝性脳症5度の症例に対して，頭蓋内圧モニターによる管理を考慮する。頭蓋内圧を上昇させないために，20°前後頭部を挙上させて臥床位とし，気管内挿管によって気道を確保するとともに，呼吸回数を増やしてPa_{CO_2}を低めに維持する。血漿交換，マンニトールあるいはグリセリン投与，チオペンタール投与の有用性が知られている一方，ステロイド投与の有用性は確認されておらず[6]，むしろ感染症のリスクから避けるべきである。また，吸引時をはじめとする処置において刺激を避けることも重要である。頭蓋内圧35mmHg以上，あるいはより信頼できる指標とされるcerebral perfusion pressure 50mmHg以上は，神経学的な回復が望めない目安であり，必要に応じて頭蓋内圧モニターに基づいて管理と適応判定を行う。

6. インフォームドコンセントと精神的サポート

　生体肝移植例については，ドナーおよびレシピエント（幼小児例を除く）へのインフォームドコンセントが必要である。小児例への生体肝移植では，当初より両親からの強い希望によって来院していることが多いのに対し，成人例では，ドナー候補およびレシピエントそれぞれに不安感が窺われることも少ないながら認められることから，必要に応じて個別に面接するなど，自分の意志を率直に表明できる場を設定する。

　また肝移植待機患者は，その状況に応じてさまざまな精神的負担の下にある。たとえば，

病態や移植に対する不安感，生体肝移植においてはドナーとなる家族への思い，また，10代前後の年齢の患者では移植の必要性を理解しながらも，移植手術そのものに対する強い恐怖感を持つことが多いこと，などである。これらが，余命の知れない患者にとって大きな精神的負担となることを医療スタッフは十分に理解し，そのサポートをそれぞれの立場から行う必要がある。定期的なカウンセリングは短時間であっても有用であり，移植医療に関して十分な知識のある精神科医や移植コーディネータの果たす役割も大きい。

【参考文献】

1) Smith CM, Davies DB, McBride MA : Liver transplantation in the United States: A report from the UNOS liver transplant registry, Clinical Transplants 1999. Edited by Cecka JM, et al : Los Angeles, UCLA Immunological Center, 2000, pp23-34
2) The North Italian Endoscopic Club for the Study and Treatment of Esophageal Varices : Prediction of the first variceal hemorrhage in patients with cirrhosis of the liver and esophageal varices: A prospective multi-center study. N Engl J Med 319 : 983, 1988
3) Stiegman GV, Goff JA, Michaeltz-Onody PA : Endoscopic sclerotherapy as compared with endoscopic ligation for bleeding esophageal varices. N Engl J Med 326 : 1527, 1992
4) Pinzello G, Simonetti R, Craxi A, et al : Spontaneous bacterial peritonitis: A prospective investigation in predominantly non-alcoholic cirrhosis patients. Hepatology 3 : 545, 1983
5) Horst D, Grace ND, Conn HO, et al : Comparison of dietary protein with an oral branched-chain-enriched amino acid supplemnt in chronic portal systemic encelopathy: A randomized controlled trial. Hepatology 4 : 279, 1984
6) Canalese J, Gove CD, Gimson AE, et al : Reticuloendothelial system and hepatocyte function in fulminant hepatic failure. Gut 23 : 265, 1982
7) Miwa S, Hashikura Y, Mita A, et al : Living-related liver transplantation for patients with fulminant and subfulminant hepatic failure. Hepatology 30 : 1521, 1999

B 肝移植患者の麻酔管理

井上泰朗,小田切徹太郎

はじめに

わが国の肝移植は,欧米とは異なり[1)~4)],脳死ではなく生体からの臓器提供による部分肝移植術が主に実施されてきた。1997年に脳死臓器移植法が施行され,1999年2月にわが国でははじめての脳死体からの肝移植を信州大学医学部附属病院で実施したが,脳死臓器提供者の数は肝移植待機患者数に比して格段に少なく,生体部分肝移植術が,今後も脳死肝移植とともに実施されていくものと思われる。

本稿ではわれわれの施設における生体肝移植術の術中麻酔管理[5)~7)]を概説するとともに,脳死肝移植の麻酔管理上の問題点を述べる。

1. 術前評価と前投薬

信州大学医学部附属病院における肝移植患者の原疾患を表IV・3に示す。肝移植レシピエントは体重4kg程度の乳児から60kgの成人まで,高度の貧血がある症例から家族性アミロイドポリニューロパチー (familial amyloidotic polyneuropathy : FAP) のように貧血のない症例まで,さらに意識清明な症例から劇症肝不全などによる肝性昏睡の症例まで病態はさまざまである。しかし一般的に栄養状態は不良で,肝障害に伴う貧血,低蛋白,腹水,出血傾向を認める症例が多い。呼吸,循環状態とともに凝固能,腎機能,電解質異常などの合併症の評価を十分に行う。

表IV・3 信州大学医学部附属病院における肝移植レシピエントの原疾患 (1990年6月~2000年5月)

	小児	成人	総数
胆道閉鎖症	55	2	57
家族性アミロイドポリニューロパチー		15	15
原発性胆汁性肝硬変		12	12
劇症肝炎	11	5	16
シトルリン血症		7	7
その他	10	11	21
合計	76	52	128

a．前投薬

　肝性脳症で意識レベルが低下しているような高度の肝機能障害の症例に対しては前投薬を行わない。FAPのような軽度の肝機能障害の症例に前投薬を投与する場合は，減量して行う。また凝固異常を認める症例では，筋注による前投薬は避ける。術前に末梢静脈路が確保されている症例に対してはファモチジン$0.4mg\cdot kg^{-1}$を入室1時間前に静注する。

b．準備血液量

　成人の場合，術前に赤血球製剤（MAP血，全血）を10～20単位，新鮮凍結血漿を40～80単位ならびに濃厚血小板を10～20単位準備している。

2．麻酔の導入と維持

a．静脈路の確保

　手術室入室後，心電図，非観血的動脈圧，経皮的酸素飽和度などのモニターを装着する。成人では輸血が急速にできるように両上肢に太い留置針で静脈確保する。下肢のルートは肝摘出および移植の際に，下大静脈が一時的に遮断される可能性があるので用いない。小児で末梢静脈が確保されていない症例ではセボフルランを用いて麻酔導入後に静脈を確保する。

b．麻酔導入

　静脈路を確保した後，小児ではアトロピン$0.01mg\cdot kg^{-1}$を静注する。麻酔はミダゾラム$0.1～0.2mg\cdot kg^{-1}$，フェンタニル$2～5\mu g\cdot kg^{-1}$で導入し，パンクロニウムもしくはベクロニウム$0.1～0.2mg\cdot kg^{-1}$で筋弛緩を得て気管挿管を行う。通常，麻酔導入後に胃管の挿入を行う。胃内容物の停滞や誤嚥の危険性があると判断される時は，チオペンタールやスキサメトニウムを用いて急速導入する。

c．モニタリング

　橈骨動脈にカニュレーションして観血的動脈圧測定と動脈血のサンプリングを行う。また鎖骨下静脈よりトリプルルーメンカテーテルを挿入し，透視下にカテーテル先端の位置を確認して，中心静脈圧測定と血管作動薬などの持続静注に用いる。その他，呼気終末炭酸ガス分圧，直腸温，尿量などのモニタリングを行う。

　肺動脈圧カテーテルは血圧低下や組織低灌流の管理に有用であるといわれている[1,3,4]。しかし動静脈シャントによって混合静脈血酸素飽和度が不正確であったり，冷灌流液では心拍出量の測定に誤差が生ずることも指摘されており[2]，情報の信頼度と侵襲性を考慮し

てその適応を判断する必要がある。われわれの施設では多くの症例で挿入していない。

動脈血液ガス分析（pH，重炭酸イオン濃度，base excess，Pa_{O_2}，Pa_{CO_2}），血球検査（赤血球，ヘモグロビン，ヘマトクリット，血小板），血清電解質（ナトリウム，カリウム，イオン化カルシウム），血糖値を1～2時間ごとに測定する。またトロンビン時間，活性化トロンボプラスチン時間，フィブリノーゲンなどの凝固能と肝胆道系酵素の検査を前無肝期，無肝期，後無肝期に1～2回ずつ行う。トロンボエラストグラフィを用いて凝固能を評価することも勧められている[2)～4)]。しかしその結果を得るまで30～45分以上かかり，その間にも新鮮凍結血漿などを投与しており，凝固状態のダイナミックな変化を示すものでない[8)]のでわれわれの施設では使用していない。

d．麻酔維持

麻酔の維持は酸素・空気・低濃度イソフルランで行い，ミダゾラムとフェンタニルを間欠的に投与している。亜酸化窒素の使用は，再灌流時に空気塞栓が発生した場合にその症状を悪化させたり，また閉腹時には膨満した腸管によって肝血流を減少させる可能性があるので使用しない。筋弛緩は十分得られていることが重要で，パンクロニウムとベクロニウムのどちらでもさしつかえない。

3．麻酔管理上の問題点

a．手術進行と麻酔管理

手術の進行は3つの過程（前無肝期，無肝期，後無肝期）からなり，おのおのの時期で麻酔管理上の特徴がある。

前無肝期（剥離期）はレシピエント肝摘出のために肝を授動し肝門部の胆管系・血管系を処理する時期である。肝硬変による著しい門脈圧亢進症のために側副血行路が発達している症例や，胆道閉鎖症のように手術既往のために癒着がある症例では，剥離に伴って出血量が増加する可能性がある。また肝の脱転操作に伴って静脈還流が障害され血圧が低下することもあるので注意が必要である。

肝動脈そして門脈血流が遮断されると無肝期となる。われわれの施設では通常下大静脈を温存しており，バイオポンプを用いたvenovenous bypassは施行していない。門脈血流遮断に先立って，FAPのような側副血行が発達していない症例では，一時的に門脈と下大静脈との間に吻合を行って心臓への静脈還流を維持することにより血行動態の安定と門脈のうっ血の回避を図っている。肝硬変症例では，側副血行が発達しているので静脈還流が保たれ，一時的門脈下大静脈吻合を行わなくても循環動態の変動は少ない。

肝静脈と下大静脈，つづいて門脈-門脈吻合が完了すると移植肝に血流が再開され，後無肝期（再灌流期）となる。再灌流後，グラフト肝からの酸，血管拡張性物質やカリウム

の放出などが原因と考えられる血圧低下，徐脈や不整脈などの循環動態の変動が発生することがあり，postreperfusion syndrome（再灌流後症候群）として知られている[2)~4)]。血流再開までに，中心静脈圧を目安に循環血液量を十分に補い，術中血液検査値からイオン化カルシウム値などをあらかじめ補正しておき，さらに再灌流後の血圧低下に対して，急速輸血やカルシウムの投与，カテコラミンの持続静注ができる体制を整えておく。われわれの施設での成人生体肝移植症例では，再灌流に伴って平均動脈圧が30％以下の低下を示した症例は1割程度であり，重篤な不整脈や徐脈はみられず血圧は通常5分以内に回復することが多い。また血圧低下は吻合部からの出血によっても起こることがあるので注意が必要である。手術は肝動脈吻合，胆道系の再建を行った後，終了する。

b．輸液・輸血管理

輸液・輸血は循環血液量，酸素運搬能，凝固能などを保つのを目的に，出血量，尿量，ヘマトクリット，中心静脈圧などを指標として投与する。門脈圧亢進症や凝固能の程度，剥離の難易度によって，輸液・輸血の種類や量は異なってくる。

われわれの施設では，赤血球製剤はMAP血か全血をヘマトクリット値を22±2％程度を目標にして投与している。赤血球輸血投与時の目標となるヘモグロビン値ならびにヘマトクリット値は施設によって異なるが，必要以上の赤血球輸血は，ビリルビン血症のリスクを増加させる一方，胆汁分泌の抑制や肝の薬物代謝機能の低下が起こる可能性が示唆されている[9)]。また新鮮凍結血漿を出血量と等量を目安に投与しており，出血量や凝固能の状態で増減させている。血小板数が3万・μl^{-1}以下の症例には血小板製剤を10～20単位投与する。

輸液は，通常4～5ml・kg^{-1}・hr^{-1}の速度で5％ブドウ糖液のほか，1号液や酢酸リンゲル液などを血糖値や電解質の値を参考にして投与する（表Ⅳ・4）。

c．大量出血

肝移植術の麻酔管理上の問題点として，術中の出血量の多さが挙げられる。出血量に影

表Ⅳ・4 肝移植レシピエントの術中輸液・輸血管理の目安

輸液（5％ブドウ糖，1号液など）	4～5ml・kg^{-1}・hr^{-1}
輸血の指標となるヘマトクリット値	22±2％
新鮮凍結血漿	出血量とほぼ等量
MAP血，全血	出血量のほぼ半量
血小板数	3×10^4・μl^{-1}以上
イオン化カルシウム値	0.8～1.2mM
血糖値	100～200mg・dl^{-1}

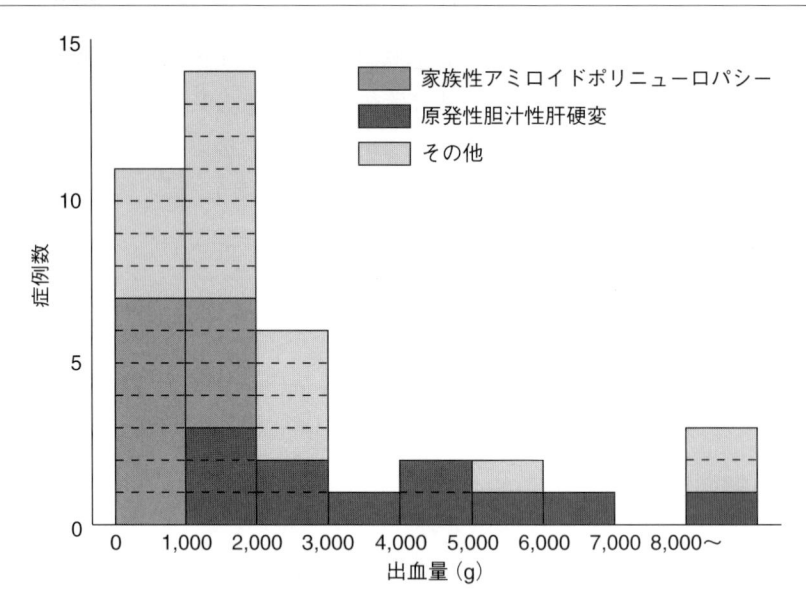

図IV・1　信州大学医学部附属病院における成人肝移植症例における術中出血量（1993～1999）

響を与える因子はさまざま指摘されているが，原疾患の違いによっても出血量にはかなり差がある（図IV・1）。われわれの施設での成人生体肝移植症例の出血量は平均すると約2,600gであるが，FAP症例の出血量（中央値850g）は原発性胆汁性肝硬変症例（primary biliary cirrhosis：PBC，中央値3,260g）に比べ出血量が少ない。PBCでは術中総出血量の約2/3が剥離操作に伴って前無肝期に出血している。手術手技，血液凝固能，門脈圧亢進による側副血行の発達の程度，手術既往による癒着などが影響して出血量が異なると考えられる。

大量出血には急速輸血で対処するが，クエン酸加血はイオン化カルシウムを消費してクエン酸中毒を招く。イオン化カルシウムが0.8mmol・l^{-1}以下になると心電図上QRS幅が広がり，徐脈，血圧低下を来すので注意が必要である。また新鮮凍結血漿にもクエン酸は含まれており，大量投与では塩化カルシウムの補給が考慮されねばならない。一方，照射保存血は保存日数に応じてカリウムが上昇する。大量輸血の場合は血漿カリウム濃度の測定は必須である。

d．凝固線溶系の変動と抗血栓療法

術前からの肝機能障害による凝固障害を伴っている患者に，術中の大量出血による凝固因子の減少や，血液の希釈は血液凝固能を悪化させる。無肝期から血流再開時には線溶系が亢進し，また低体温，代謝性アシドーシス，イオン化カルシウムの低下などは凝固系を阻害する。術中術後は凝固因子のみならず抗凝固因子の低下も指摘されており，その補充を目的として，われわれの施設では新鮮凍結血漿を投与している。さらに抗血栓療法とし

てヘマトクリットを20～24％程度に維持して血液の粘稠度を下げ，血流再開前より，血管拡張薬（プロスタグランジン）と蛋白分解酵素阻害薬（メシル酸ガベキサート，メシル酸ナファモスタット）の低用量での持続静注を開始している。術後にかけては低分子ヘパリンやAT Ⅲ製剤の投与を行う。

e．体温管理

開腹に伴う熱損失や輸液・輸血の大量投与，および低温のグラフト肝の移植などの影響を受けて術中体温低下が起こる。とりわけ再灌流時の体温低下が顕著である。低体温は血液凝固の抑制，心収縮力の低下などの悪影響が懸念されるので，予防的に，室温の調節，送風式加温装置，温水マットレス，輸液・輸血の加温，四肢のラッピング，人工鼻などで対処しているが，いったん低下した体温を復温させるには難渋することが多い。われわれの施設における成人生体肝移植症例における術中の体温は，前無肝期では比較的保たれているが，再灌流後に約半数の症例で0.5℃以上の低下がみられ，約1/3の症例では再灌流後35.0℃以下を呈し，閉腹までに緩徐に復温する。

4. 脳死肝移植

生体肝移植は劇症肝炎を除き，おおむね予定手術で行われるが，脳死肝移植は準緊急的な手術となる。日本臓器移植ネットワークから脳死臓器提供者の発生の連絡を受けた後，速やかな対応が必要となる。さらにレシピエントは移植の適応の可否を検討する時と，実際に脳死臓器ドナーが出現して移植手術が実施される術直前の2度にわたる術前評価を受けるが，待機期間が長いと全身状態がさらに悪化していることがあるので注意を要する[10]。

レシピエントの麻酔や手術の開始時間および進行に関しては，肝摘出チームが臓器提供施設へ移動に要する時間，グラフト肝の摘出時刻，搬送に要する時間，バックテーブル作業に要する時間，そしてレシピエント肝の摘出に要する時間を考慮に入れて，時間調整する必要がある。心臓摘出が行われる場合にはその虚血許容時間が約4時間と限られており（肝は12時間），心移植が優先されるために，心移植実施施設での手術の進行状況にもグラフト肝の摘出時刻が影響される。

また生体肝移植時に比べて，グラフト肝の冷保存時間が長くなり再灌流後症候群が顕著になる可能性もあり注意が必要である。

おわりに

個々の肝移植レシピエント症例によって，その肝機能や血液凝固能，意識レベルなどの全身状態は異なる。さらに施設によって，肝移植手術の対象患者の疾患の内訳や手術術式

が異なり，それとともに凝固能の評価や輸血・輸液の種類やタイミングも異なっている。これらのことを考慮して，それぞれの症例・施設に合わせた麻酔管理を施行する必要がある。本稿では信州大学医学部附属病院でわれわれが行っている肝移植レシピエントの麻酔管理を中心に述べた。

　患者の状態評価，術式の把握，そして術者らとのコミュニケーションに努め，起こりうる事態を予測して遅れをとらないように対処することが，やはり他の手術の麻酔管理と共通して肝要なことである。

【参考文献】

1) Carton EG, Rettke SR, Plevak DJ, et al : Perioperative care of the liver transplant patient : Part1. Anesth Analg 78 : 120, 1994
2) Carton EG, Plevak DJ, Kranner PW, et al : Perioperative care of the liver transplant patient : Part2. Anesth Analg 78 : 382, 1994
3) Klinck JR, Berridge JC : Liver transplantation, Anaesthesia and Intensive Care for Patients with Liver Disease. Edited by Park GR, et al. Boston, Butterworth-Heinemann, 1995, pp111-128
4) St. Amand M, Al-Sofayan M, Ghent C, et al : Liver transplantation, Anesthesia and Transplantation. Edited by Sharpe MD, et al. Boston, Butterworth-Heinemann, 1999, pp171-200
5) 小田切徹太郎, 小林幹夫：レシピエントの術中管理, 生体肝移植マニュアル. 幕内雅敏ほか編. 東京, 中外医学社, 1993, p83
6) 小林幹夫：レシピエントの術中管理. LiSA 2 : 62, 1995
7) 水戸野裕之, 小田切徹太郎：生体肝移植術の術中管理. ICU と CCU 22 : 317, 1998
8) Reyle-Hahn M, Max M, Kuhlen R, et al : Preoperative and postoperative anesthesiological management in patients undergoing liver or kidney transplantation. Acta Anaesthesiol Scand 41 : 80, 1997
9) 末松　誠, 石村　巽：ガス状メディエータの体内生成動態と臓器機能制御における役割. 集中治療 11 : 421, 1999
10) 井上泰朗, 篠原顕治, 中川秀之ほか：肝臓移植の麻酔・周術期管理. 臨床麻酔 24 : 492, 2000

C 肝移植患者の術後管理

寺田　克，橋倉泰彦，池上俊彦，中澤勇一，千須和寿直
浦田浩一，大野康成，宮川眞一，川崎誠治

はじめに

　末期肝不全患者に対する肝移植は，近年わが国においても多くの施設において行われており，それぞれの施設の方針に沿った綿密な術後管理がなされていると思われる。本稿ではわれわれの施設における，術後早期の，特に集中治療室（ICU）におけるレシピエントの一般的管理の要点と術後合併症について述べたい。

1. 集中治療室への入室

　入室の2時間程度前には，ICUにおける術後のオーダーを済ませ，準備しておくことが望ましい。また入室に際しては，できるだけ輸液ルートを簡略化し，ICUでの輸液オーダーに切り替えやすい状態で搬入する。ただしカテコラミン製剤やプロスタグランジン製剤は搬送中も投与を続ける。
　ベッドは原則としてスケールベッドを用い，以後，経時的に体重の変化をチェックする。小児例（体重15kg以下の）では体重計を使用する。また末期肝不全患者では，術前から口腔や鼻腔，便などからMRSAや真菌が検出されていることが多く，個室の使用を原則とし，状況により簡易陰圧システムを用いた空調下に管理する。

2. 呼吸管理と心肺合併症

　患者は挿管したまま集中治療室に収容する。人工呼吸器の設定は，成人の場合，他の手術の術後と変わりなく，一回換気量は体重×10～15ml，換気回数10～12回・min^{-1}，PEEP3～5cmH_2Oを目安にしている。小児の場合は換気回数を年齢，体重に応じて増加させる。その際，術中からの血液ガス分析の結果が参考になるため，閉腹直後に麻酔科医に確認しておく。PEEPのかけすぎやMAPの上昇は肝静脈の還流を悪くする可能性があり注意する。
　通常は術翌朝よりウィーニングを開始し抜管可能であるが，術中に急速な輸血，輸液を要した症例や劇症肝炎症例では抜管までに数日を要することもある。移植後は貧血の状態にあることが多く，チアノーゼが確認しにくいので，抜管後も引き続き呼吸状態に注意を

払う。

　肺合併症でしばしば問題となるのが肺水腫，無気肺，胸水貯留である。肺水腫は，術前からの水分，ナトリウムの貯留傾向や腎障害に加え，術中術後の過量輸血，輸液が原因となるが，長時間かつ出血量の多い手術症例や腎障害が遷延している症例においては，必ずしもそのコントロールは容易ではない。無気肺は，乳児では抜管後に右上葉にみられることが多く，成人では右横隔膜に手術操作が加わるため右下葉のマイクロアテレクターシスとしてみられることが多い。吸痰，気管内洗浄，肺理学療法，早期離床などで対処する。胸水貯留は横隔膜下の炎症やサイトメガロウイルス（CMV），Epstein-Barrウイルス（EBV）による感染症などが原因のこともあるが，成人の場合原因不明のまま遷延化することがあり，長期にわたり穿刺排液を要することもある。

　循環器系の合併症では，高血圧と不整脈が問題となる。特に高血圧は頻度の高い合併症であり，シクロスポリンやタクロリムスの副作用として出現する。カルシウム拮抗剤を投与する。不整脈は特に家族性アミロイドポリニューロパチー（familial amyloidotic polyneuropathy：FAP）の症例で注意を要する。これまでに術後心房細動，心室細動，心タンポナーデなどを経験している[1]。

3. 水分電解質管理と糖の投与

　1日に必要な水分量は，腹水，胸水などの補充分を除き，体重10kg以上の場合は300×体重$^{1/2}$ml・day^{-1} [2]を，10kg以下の乳児は120ml・kg^{-1}・day^{-1}を目安としている。抗生剤や抗ウイルス製剤，γ-グロブリン製剤などの投与や新鮮凍結血漿（fresh frozen plasma：FFP）の投与もなされるため，特に小児例ではこれらの水分量も考慮する必要がある。われわれの施設ではあらかじめ投与する薬剤やその水分量，電解質量をコンピュータに入力してあり，体重の入力ですべての輸液，FFP，薬剤の初期投与量を算出するようにしているが，最終的には水分出納を考慮し増減する必要がある。すなわち術直後より4〜6時間ごとに尿量，便量，胃液量に腹水，胸水を加えた水分出納を行い，これに体重，血算，生化学検査，尿電解質，中心静脈圧の推移を検討し，次期投与量と投与する輸液剤の決定を行っている。

　電解質は，術前よりナトリウムが体内に蓄積されており，また術後も肝機能が回復し利尿がつくまではナトリウムが蓄積する傾向にあるため，初期には電解質フリーのブドウ糖液を基本輸液とし，ナトリウムはFFPおよび薬剤からのみとしている。またカリウムは持続点滴とし血中の値をみながら適宜投与量を調節する。免疫抑制剤の副作用やメシル酸ナファモスタットの投与例で急激に高値となることがあるため注意する。

　FFPは腹水，胸水のドレーンからの流出の補充と凝固因子，抗凝固因子の補充の目的で投与している。ICU入室後の初期投与量は0.5〜1.0ml・kg^{-1}・hr^{-1}とし，以後ドレーンからの

表IV・5 レシピエントの術後1日目の輸液処方例（体重10kgの場合）

1. 中心静脈ライン1
   ① F（＋）：50％ブドウ糖70ml，蒸留水170ml，ファモチジン10mg，総合ビタミン剤1/3A，低分子ヘパリン500単位，ビタミンK製剤10mg（10ml・hr^{-1}）
   ② F（＋）：モリアミンS®*50ml（5ml・hr^{-1}）
   ③ F（＋）：2モルKCl 10ml，5％ブドウ糖10ml（__ ml・hr^{-1}）
   ④ F（－）：ヒューマリンR® 20単位，5％ブドウ糖40ml（__ ml・hr^{-1}）
2. 中心静脈ライン2
   ① F（－）：CVP測定用ライン
   ② F（－）：メシル酸ナファモスタット** 50mg，5％ブドウ糖50ml（1ml・hr^{-1}）
   ③ F（＋）：プロスタグランジンE_1 40μg，5％ブドウ糖23ml（1ml・hr^{-1}）
   ④ F（＋）：塩酸モルヒネ10mg，5％ブドウ糖33ml（1ml・hr^{-1}）
3. 末梢静脈ライン
   ① F（＋）：アンピシリン*** 500mg，5％ブドウ糖10ml × 2・day^{-1}
   ② F（＋）：セフォタキシム*** 250mg，5％ブドウ糖10ml × 4・day^{-1}
   ③ F（＋）：ゲンタマイシン*** 10mg，5％ブドウ糖10ml × 2・day^{-1}，DIV
   ④ F（＋）：フルコナゾール60mg × 1・day^{-1}，DIV
   ⑤ F（－）：メチルプレドニゾロン30mg × 1・day^{-1}
   ⑥ F（－）：タクロリムス1mg，5％ブドウ糖100ml（2.5ml・hr^{-1}）
   ⑦ F（－）：アンチトロンビンIII 300単位 × 1・day^{-1}
   ⑧ F（＋）：アシクロビル**** 100mg，5％ブドウ糖10ml × 3・day^{-1}，DIV
   ⑨ F（＋）：γ-グロブリン製剤2.5g × 1・day^{-1}，DIV
   ⑩ F（－）：新鮮凍結血漿（10ml・hr^{-1}）

F（＋）：ライン内にフィルターを使用する，F（－）：ライン内にフィルターを使用しない，*：血中アンモニアや尿素窒素の高値例では1NHClを希釈して投与する，**：成人例では別の輸液ラインからメシル酸ガベキセートを投与する，***：抗生剤は術前の感染症歴や培養の結果により変更する，****：術前の比較的近い時期にCMV感染が疑われたレシピエントやドナーのときには，ガンシクロビルを投与（5mg・kg^{-1}，× 2・day^{-1}）することもある。

水分と電解質の総投与量は，実際には4～6時間ごとに尿量，便量，胃液量に腹水，胸水を加えた水分出納を行い，これに体重，血算，生化学検査，尿電解質，中心静脈圧の推移を検討し，次期投与量と追加投与する輸液剤（5％ブドウ糖，4号液，1号液など）の決定を行う。

喪失量と蛋白の含有量，凝固能の検査値を参考にこまめに投与量を変更する。またFFPの投与に伴い，低クロール性アルカローシスになるため，クロールの補充目的でモリアミンS®を投与（尿素窒素やアンモニアの高い症例では1規定塩酸を希釈して投与）する。通常FFP投与量の半量程度で十分である。

ブドウ糖の投与量は，成人で0.15g・kg^{-1}・hr^{-1}，小児で0.2g・kg^{-1}・hr^{-1}で開始し，24時間ごとに0.05g・kg^{-1}・hr^{-1}ずつ増量する。手術によるストレス，移植肝のダメージ，ステロイドやタクロリムスの投与により耐糖能異常に陥るため，頻回に血糖値を測定し，150～180mg・dl^{-1}程度に維持するように，速効型のインスリンを持続投与する。肝機能の回復とともに，耐糖能が急速に改善するため，低血糖に注意する。またカリウムの細胞内への取

り込みも増加するため十分な投与が必要となる。

表IV・5にレシピエントの術後1日目の処方例を示す。

4. 出血と輸血

出血の要因としては，術中の癒着剥離，肝機能障害による凝固異常，脆弱な側副血行路の発達などが挙げられる。特に腹腔内に出血している場合には，ドレーンが凝血塊で閉塞し対応が遅れることがあるため，ヘマトクリット値や循環動態の変動に注意をはらう必要がある。出血に対し内科的治療を行った場合でも，外科的な処置が必要なものかどうかの判断を繰り返し検討することが大切である。

末期肝不全患者は術前より高度の貧血を伴い，栄養状態も悪く，また脾機能の亢進状態もしばらく継続することから，術後に輸血を必要とすることも多い。しかし過量投与は血液の粘度を高め血栓症を引き起こす可能性があるため，われわれはヘマトクリット値が20〜30％になるよう投与している。また貧血はこの他に薬剤や感染症が原因のこともあり，網状赤血球やフェリチンの測定，直接クームス試験など含めた貧血に対する一連の検査，ウイルス学的な検査ならびに骨髄穿刺を必要に応じて行う。一方，肝不全を伴わない代謝性疾患や劇症肝炎などの一部の症例では，術後の急速な利尿とともにヘマトクリット値が急速に増加することがあり，30％を越える時には瀉血も考慮する。

5. 術後の肝機能と拒絶反応

血流再開直後の胆汁生産，血液凝固能の改善，麻酔からの早期覚醒は良好な移植肝の機能を反映している。一方これらを欠く場合や，移植直後の低血糖，高カリウム血症，代謝性アシドーシスを来している場合は移植肝の障害が強く疑われる。また通常，ドナー手術，臓器保存，レシピエント手術での障害により上昇した肝逸脱酵素は移植後24時間より低下傾向を示し，ビリルビンはこれよりやや遅れて低下する。これらの経過中の逸脱酵素やビリルビンの再上昇は，拒絶反応，血栓症，胆管合併症，感染症，薬剤による障害などの存在を示唆しており，早急に原因を検索する必要がある。

拒絶反応は，超急性，急性，慢性に分けられるが，超急性拒絶反応は液性抗体によるもので，肝移植では極めてまれである。また急性拒絶反応には，T細胞を中心とした細胞性免疫が関与し，移植肝の胆管上皮，血管内皮が傷害される。発生率は高く，60〜80％とされているが，好発時期が術後1週〜1カ月のため，ICU入室中に起こることは少ない。診断と治療法を表IV・6に示す。また当科で行っている免疫抑制療法を図IV・2，IV・3に示す[3]。

表IV・6　急性拒絶反応の診断と治療

診断	臨床症状：発熱，倦怠感，腹痛，肝脾腫，腹水増加
	血液生化学検査：血清総ビリルビン，アルカリフォスファターゼ，γ-GTP, GOT, GPTの上昇
	肝生検：必要に応じて行い，ウイルス性肝炎，薬剤性肝炎などと鑑別
治療	ステロイドパルス療法：メチルプレドニゾロン10～20mg・kg^{-1}投与，以後漸減
	改善なしまたは再燃時，再投与
	OKT3療法：ステロイドパルス療法無効例
	成人で5mg・day^{-1}，10～14日間
	ウイルス（特にCMV）感染対策としてガンシクロビルの併用

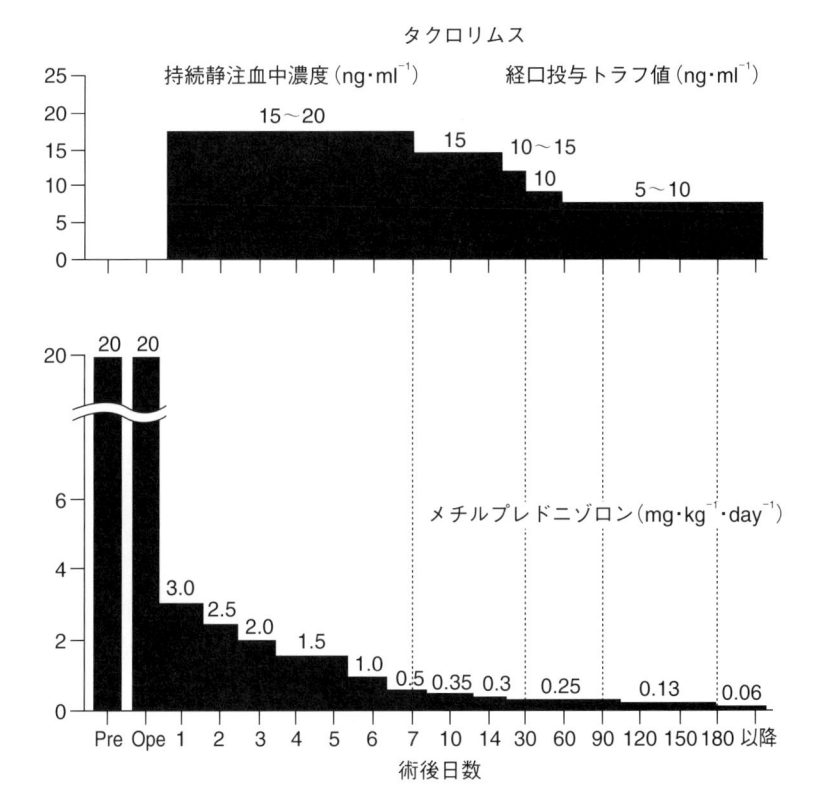

図IV・2　当科におけるタクロリムスを中心とした免疫抑制療法

（橋倉泰彦，勝山善彦，川崎誠治ほか：生体部分肝移植とシクロスポリン，シクロスポリンの実際．高木　弘編．東京，国際医学出版，1996, pp235-253より引用）

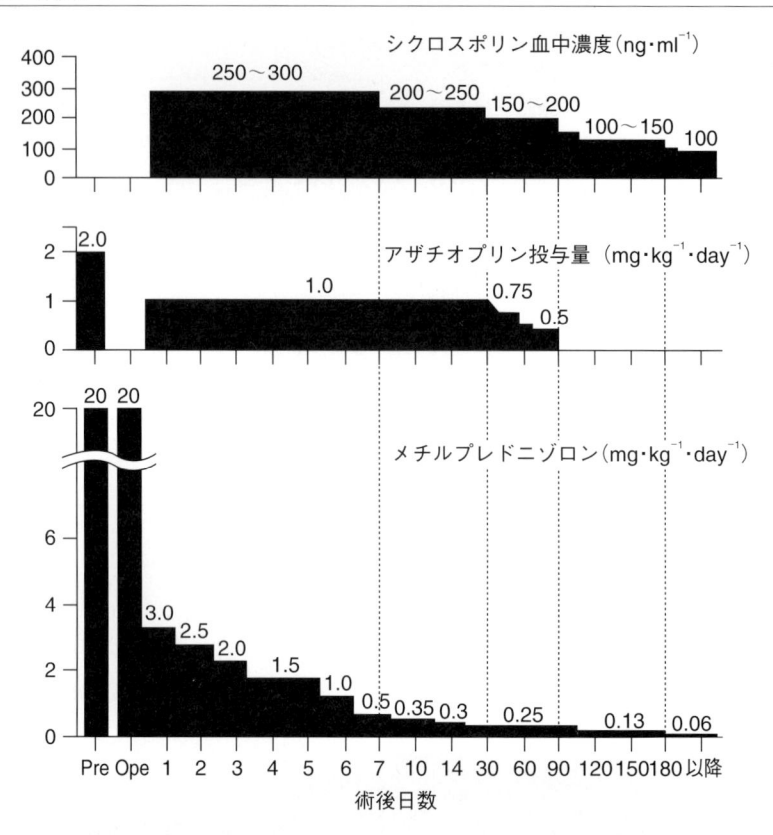

図IV・3 当科におけるシクロスポリンを中心とした免疫抑制療法
(橋倉泰彦,勝山善彦,川崎誠治ほか:生体部分肝移植とシクロスポリン,シクロスポリンの実際.高木 弘編.東京,国際医学出版,1996,pp235-253より引用)

6. 血栓症とその予防

　移植肝が良好に機能すると凝固因子が術後早期に回復するのに対して,アンチトロンビンIIIなどの抗凝固因子やプラスミノーゲンなどの線溶系因子の回復が遅れるため,術後約1週間は相対的な凝固亢進状態となる。また腹水,胸水の喪失により血中の抗凝固因子が失われ凝固亢進状態がさらに促進される。術後早期に血栓症が生じると肝壊死,肝外胆管壊死となり,発熱および肝逸脱酵素,ビリルビンの急激な上昇を来す。血栓症予防としてわれわれは**表IV・7**に示す抗血栓療法を行っており,良好な成績を得ている[4]。早期診断にはカラードプラ超音波検査が有用で,少なくとも移植後2週間は経時的変化をみるために連日頻回に施行している。

表Ⅳ・7　肝移植術中術後の血栓予防

1. 抗凝固療法
    低分子ヘパリン（50 単位・kg^{-1}・day^{-1}）
    ATⅢ製剤（血清ATⅢ活性を 80～100％に維持）
    蛋白分解酵素阻害剤（DIC治療量）
    新鮮凍結血漿
2. 血管拡張薬の投与
    プロスタグランジン E_1（0.01 μg・kg^{-1}・min^{-1}）
3. 血液濃縮の防止
    ヘマトクリット 20～30％を維持

7. 胆管合併症

　胆道系合併症は胆汁瘻，胆管狭窄が主であり，その原因としては手術手技的なもの，動脈血栓症によるもの，肝臓保存中の障害によるもの，免疫，拒絶反応に伴うものなどが挙げられる。このうちICUでは胆汁瘻が問題となる。胆汁瘻はドレナージが有効であれば保存的に治癒する場合が多いが，この場合，ドレーン排液の性状や量を注意深く観察し，ときには排液中のビリルビン量を測定する。流出量が多かったりドレナージ不良の場合は流出部の閉鎖，再吻合，再開腹ドレナージを行う必要がある。

8. 感染症

　感染症は肝移植後の死亡原因の30～60％を占めるとされており，細菌のみならず，ウイルス，真菌，原虫などの感染も問題となる。おのおのの感染症の好発時期には特徴があり[5]（図Ⅳ・4），これをもとにわれわれは図Ⅳ・5に示す感染症予防策をとっている。
　細菌感染は，中心静脈栄養などの留置カテーテルに起因した感染症の頻度が高く，留置カテーテルの早期抜去，差し換えが必要であり，われわれは末梢静脈カテーテルを成人小児問わず3～4日，中心静脈カテーテルを成人では7日を目安に入れ替えることを原則にしている。また血液，尿，喀痰などの培養や胸部X線撮影などを定期的にチェックすることが大切である。胆汁瘻，胆管狭窄などの胆道系合併症に伴った感染症にも注意する。
　ウイルス感染症では特にCMV，EBVが重要である。特に免疫抑制状態下でのEBV感染は，リンパ腫をはじめ移植後のリンパ増殖性疾患の発生や血球貪食症候群の発生に関与し，ときに致命的となる。小児の初感染例では特に注意を要し，早期の診断と治療が重要である[6]。
　真菌感染は肝不全，広域スペクトラム抗生物質の長期投与が誘因となり，原因菌としてカンジダが多い。アスペルギルス，クリプトコッカスなどいったん感染すると予後が極めて不良であり，術前の感染症の評価と，術後の予防が重要である。

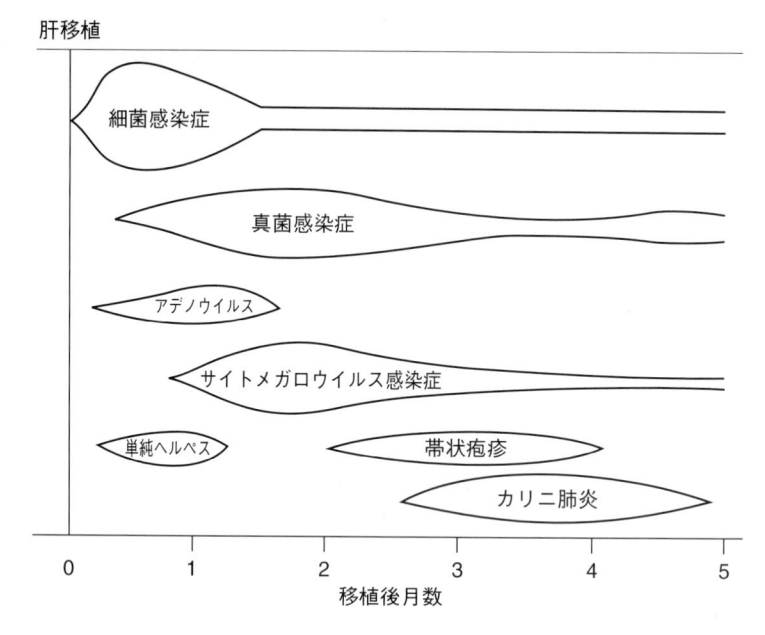

図IV・4　肝移植後感染症の好発時期
（中畑龍俊：感染症，生体肝移植マニュアル．河原崎秀雄ほか編．東京，中外医学社，1993，pp116-122より引用）

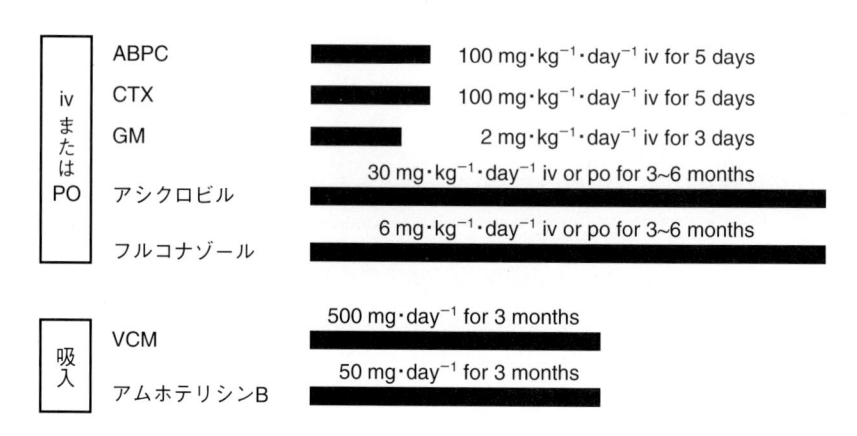

iv または PO	ABPC		100 mg・kg^{-1}・day^{-1} iv for 5 days
	CTX		100 mg・kg^{-1}・day^{-1} iv for 5 days
	GM		2 mg・kg^{-1}・day^{-1} iv for 3 days
	アシクロビル		30 mg・kg^{-1}・day^{-1} iv or po for 3~6 months
	フルコナゾール		6 mg・kg^{-1}・day^{-1} iv or po for 3~6 months
吸入	VCM		500 mg・day^{-1} for 3 months
	アムホテリシンB		50 mg・day^{-1} for 3 months

図IV・5　肝移植術後の感染症予防策
（橋倉泰彦，勝山善彦，川崎誠治ほか：生体部分肝移植とシクロスポリン，シクロスポリンの実際．高木　弘編．東京，国際医学出版，1996，pp235-253より引用）

9. 腎機能障害

末期肝不全患者では術前から肝機能障害に伴う腎障害をしばしば認める。さらに術中の大量出血，術後の抗生物質，免疫抑制剤などの薬剤による腎障害が出現する。腎障害の程度により，腎毒性のある薬剤を減量，回避するとともに循環血液量を保ち，尿量を確保することが重要である。しかし実際には，術前の状態が極めて不良な成人症例では，尿量を確保することは困難な場合が多く，術後透析療法を要することもしばしばある[7]。

10. 意識，精神障害

移植肝の早期回復が不良な場合や感染，代謝障害，脳血管障害，薬物中毒などが原因となる。シクロスポリンやタクロリムスの副作用で神経障害が出現することがあり注意を要する。特に小児例で術後食欲が低下したり元気のないのにひきつづき意識障害や痙攣が出現することがあり注意深い観察が必要である。また末期肝不全患者，特に原発性胆汁性肝硬変や病悩期間の長いFAPの患者では術後早期に幻視，幻聴，錯乱などの精神症状が出現し，ハロペリドールなどの抗精神薬の投与が必要となる症例もある。

11. 当科における肝移植の成績

当科でこれまでに行われた生体部分肝移植症例は小児（18歳未満）77例，成人51例の128例で，うち108例（84.3％）が生存中である。また脳死肝移植例は成人2例で，2例とも生存している。図Ⅳ・6に累積生存曲線を示す。移植肝は術後急速に患者の標準肝容積[8]に

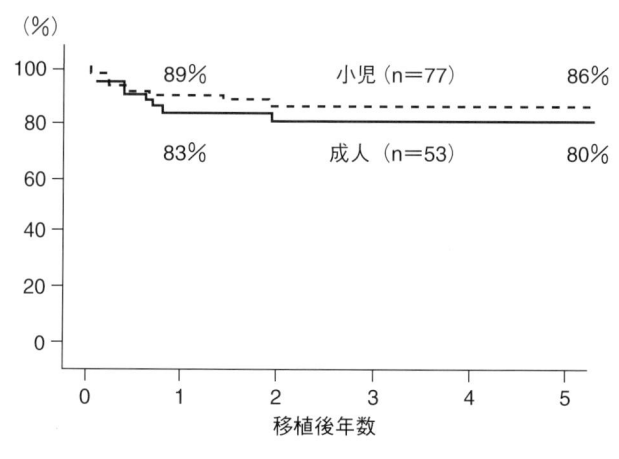

図Ⅳ・6　当科における肝移植後累積生存曲線
（1990年6月〜2000年7月）

近づくことが知られており[9]，また術後1年以上経過した症例の肝機能やquality of lifeは多くの例で良好である．肝移植は末期肝不全の治療法として十分満足しうるものと考えている．

おわりに

当科における肝移植術後管理の要点について述べた．治療成績の向上のためには，術後にきめ細かな管理を行い，合併症に対する適切な予防策を講じることが極めて重要である．

【参考文献】
1) 寺田　克，三田篤義，窪田達也ほか：成人間の生体肝移植におけるICU管理と諸問題．集中治療11：649, 1999
2) 川勝岳夫：小児輸液における維持量算出法の検討．小児科33：1523, 1992
3) 橋倉泰彦，勝山善彦，川崎誠治ほか：生体部分肝移植とシクロスポリン，シクロスポリンの実際．高木　弘編．東京，国際医学出版，1996, pp235-253
4) Hashikura Y, Kawasaki S, Okumura N, et al : Prevention of hepatic artery thrombosis in pediatric liver transplantation. Transplantation 60 : 1109, 1995
5) 中畑龍俊：感染症，生体肝移植マニュアル．河原崎秀雄ほか編．東京，中外医学社，1993, pp116-122
6) 寺田　克，橋倉泰彦，池上俊彦ほか：胆道閉鎖症生体部分肝移植術後のウイルス感染症対策．小児外科29：61, 1997
7) 寺田　克，三田篤義，窪田達也ほか：成人生体肝移植における術前・術後管理．Pharma Medica 17：95, 1999
8) Urata K, Kawasaki S, Matsunami H, et al : Calculation of child and adult standard liver volume for liver transplantation. Hepatology 21 : 1317, 1995
9) Kawasaki S, Makuuchi M, Ishizone S, et al : Liver regeneration in recipients and donors after transplantation. Lancet 339 : 580, 1992

D 生体肝移植での臓器提供者の管理

池上俊彦，川崎誠治

はじめに

　生体肝移植における臓器提供者（以下ドナー）は，全身状態が良好であることや肝機能が正常であることが適応の条件となり，多くの例で健康者であり，一般の外科的疾患患者と異なる。術前術後管理を行ううえでは，ドナーが善意のボランティアであり，術中術後合併症が起こらないよう特に予防的な配慮が必要であり，一般の肝硬変合併患者における肝切除例などの術前術後管理よりもいっそう慎重さが求められる。生体肝移植が開始された当初から最も強調されている，安全性の確保を常に考慮しなければならない。国内での報告はないが，海外では数例のドナーの死亡が報告されている。本稿では当科においてこれまでに施行した生体肝移植127例の経験をもとに，ドナーの術前術後管理の要点を述べる。

1. 術前管理

a. 術前検査

　当科でのドナーに対する術前検査を**表Ⅳ・8**に示す。基本的には通常の肝切除例と同様である。ドナーとしての条件（**表Ⅳ・9**）の中で最も重要なことは，本人が自由意志でドナーとなっているかどうかである。この点については，移植医のみならずコーディネーターあるいは精神科医も含めて検討する必要がある。肝移植においては，ドナーの血液型がレシピエントに対し不適合であれば，その成績が悪いことは，これまでの経験から明らかであり，欧米のようにすぐに再移植が施行できない本邦においては，何らかの新たな対策が講じられない限りは，行うべきではないと考えられる。また，レシピエントとドナーの関係に関しては，海外では，配偶者以外の非血縁者をドナーとしているところもあるが，微妙な問題を含んでおり，われわれの施設では4親等内の親族ないしは配偶者に限るべきではないかと考えている。ドナーの年齢は，その責任能力から原則として20歳以上の成人で，手術の安全性などを考慮して，上限は基本的には60歳以下で，条件によっては65歳以下とするのが適当と考えている。検査は適応決定，手術および術前術後管理に必要なものを非侵襲的なものから行い，血管造影検査などの侵襲的な検査は最後に行う。検査自体に伴う合併症に注意する。画像診断で脂肪肝を認めた場合肝生検を考慮する。30％以上の脂肪肝

表IV・8 生体肝移植ドナー術前検査（信州大学）

1. 一般検査
   血液型（ABO式，Rh式）
   血算（WBC, RBC, Ht, Hb, Plt, 白血球分画）
   生化学（TP, Alb, BUN, Creat, UA, T.Bil, D.Bil, LDH, AST, ALT, ALP, GGTP, ChE, ZTT, TTT, T.Chol, TG, CRP, Amy, Na, K, Cl, Ca, P）
   凝固線溶系（PT, APTT, Fib, ヘパプラスチンテスト, TAT, PIC, AT-III, FDP-DD）
   腫瘍マーカー（CEA, CA19-9）
   ICGR15'
   クレアチニンクリアランス，検尿
   心電図，呼吸機能，動脈血ガス分析
   便潜血検査
2. 感染症関連検査
   HAV, HBsAg, HBsAb, HBcAb, HBeAg, HBeAb, HCV Hb, CMV, EBV, HIV, ATL
   梅毒，カンジテック
   鼻腔，咽頭，尿，便培養
3. 移植免疫関連検査
   HLA（A, B, C, DR, DQ），リンパ球クロスマッチ
4. 画像診断
   胸部・腹部単純X線
   腹部エコー，腹部CT（単純・造影），腹部血管造影
   上腹部消化管内視鏡検査
5. その他
   状況に応じて以下の検査を行う
   トレッドミル，ホルター心電図，心エコー検査，糖負荷試験，肝生検

であれば，禁酒やダイエット，運動療法などで改善させる必要がある．ドナーから切除予定のグラフト肝の容積が，レシピエントに必要な肝容積（標準肝容積[1]）のどのぐらいの割合になるかは，レシピエントの予後を左右するひとつの大きな要因であり，われわれは基本的には術前のCTから求めたグラフト肝容積がレシピエント標準肝容積の30％を越えない場合には，ドナーとして不適格と考えている．特に成人間の生体肝移植の場合にこの評価が問題になる．

なお，ドナーになると決めた時点から，飲酒および喫煙は止めてもらうようにする．

b. 自己血貯血

先に述べたように，ドナーは善意のボランティアであり，多くの場合ドナー肝切除は無輸血で行いうるが，中には輸血を必要とするような出血を来すこともあり，同種血輸血に伴うアレルギー反応，GVHD（graft-versus-host disease），B型・C型肝炎ウイルスやHIV

表IV・9　生体肝移植ドナーの条件（信州大学）

1. 生体肝移植ドナーになるという自発的意志
2. 原則として年齢20～60歳（場合によって65歳まで）
3. 患者の4親等内親族か配偶者
4. 肝機能が正常で脂肪肝は軽度まで
5. 血液型が患者と不適合ではない
6. 癌やウイルス肝炎などに罹患していない
7. 提供する予定の肝臓の容積が患者に十分（30％以上）であり，また残肝容積がドナーに十分である
8. 全身麻酔・肝切除に耐えられる

(human immunodeficiency virus)などのウイルス感染などの合併症を回避するために，術前に自己血貯血を行うことが望ましいと考えている。われわれの施設では，待機例であれば自己全血400～800ml，自己新鮮凍結血漿（fresh frozen plasma：FFP）2,000mlを貯血するようにしている[2]。ただし，この準備に術前3週間以上を要するため，準備期間の短縮が必要な場合には，検査と並行して行う必要がある。劇症肝炎のような緊急の移植を要する例では，このような余裕がないため，可能な範囲の貯血にとどめている。なお，これまでに自己血以外の輸血を要した例はない。

c. 術前処置

術前処置は通常の肝切除と同様である（表IV・10）。ドナーは，通常1週間前に入院し，入院後はスーフロー®などを用いた呼吸訓練を行う。このことは単なる呼吸訓練という意味のみならず，手術に向けた意識付けとしての意味もある。術後の網内系臓器である肝臓への負担の軽減と術後腸管蠕動の回復を促すために腸管の清浄化および腸管内残渣の減少を行っている。すなわち術前2日間は非吸収性の抗生剤と下剤を投与している。

2. 術後管理

術後はバイタルサイン，ドレーンの性状・量に注意していく。また，胸部X線，血液検査，尿検査，超音波検査，動脈血ガス分析は適宜行い，術後合併症の早期発見に努める。水分出納，電解質出納は術後早期には12時間ごとに行い，点滴内容・量の補正を行う。

a. 輸液管理

以前は中心静脈栄養を行っていたが，多くの例で術後第3病日程度から経口摂取可能であることから，現在は末梢静脈からの輸液のみで対処することが多い。輸液量は $45ml \cdot kg^{-1} \cdot day^{-1}$ で開始し，尿量やドレーンからの排出量を勘案し補正していく。自己全血や自己FFP

表Ⅳ・10　ドナーの術前処置
入院後 　スーフルーによる呼吸訓練 手術2日前より 　カナマイシン　1,500mg分3　2日間 　プルゼニド　2T　就寝前2日間 手術前日 　ニフレック投与 　補液 　就寝前睡眠剤投与 手術当日 　浣腸 　前投薬投与

が術中使用されずに残っている場合，ヘマトクリット30％を目標に全血輸血を行い，また，自己FFPは血清アルブミン値が$3g\cdot dl^{-1}$以上になるように投与する。FFP投与中は低クロール性アルカローシスに気をつける。アルカローシスになるようなら，クロールを多く含むモリアミンS®などを投与する。

b．呼吸管理

　麻酔覚醒後，気管チューブは抜去して病室に戻る。酸素マスクを用いるが，加湿可能なインスピロン®を用いると喀痰が喀出しやすい。さらに，積極的な体位変換やネブライザ，あるいは理学療法を行い排痰を促す。

c．循環管理

　心電図持続モニターを行うとともに，定期的に血圧を測定する。不整脈は低酸素血症，アシドーシスなどに由来することがあるので，原因の追及を行うとともに，危険な不整脈に対しては迅速に対処する。低血圧がある場合まず硬膜外麻酔を中止し，頻脈を伴うようであれば補液を増やし，場合によっては昇圧剤も用いながら，腹腔内出血，消化管出血を念頭にただちに原因の検索に努め，その治療に移行する。

　高血圧はその原因の多くは創痛であるので，除痛を行うが，それでも高血圧が持続するのであれば，カルシウム拮抗剤の舌下投与などで対処する。

d. 創痛対策

全身麻酔直前に挿入した硬膜外チューブを用いて術後の基本的な除痛対策とする。通常術後3日まで1.5％カルボカインを用いる。低血圧，嘔気などの副作用に注意する。これで除痛が得られなければ，ペンタゾシンなどの非麻薬性鎮痛剤の投与を行う。脱水傾向時のボルタレン®の投与については腎機能障害や低血圧に注意する。

e. 感染予防

術中に胆嚢胆汁を細菌培養検査に提出しておく。術後は第1世代のセフェム系抗生剤を5日間予防投与している。発熱がみられたり，炎症反応の増悪がみられる場合，肺炎，腹腔内膿瘍，創感染などの可能性があり，これらの検索を行うとともに，術前の喀痰，尿，便培養の結果を参考に適切な抗生剤を投与する。

f. 離 床

術後合併症など，特に問題がなければ早期離床を心がける。多くの例で術後3日までに離床可能である。

g. 経口摂取

経口での水分摂取の開始時期は術後3日前後のものが多い。この際，ドナー肝左葉切除に伴う胃の軸捻転様の症状が発生することがあり，腹部膨満ないしは嘔吐などを来すことがあるので注意する。発症した場合には絶食とし，多くは胃内視鏡を用いて解除することができる。

症状が強い場合には高カロリー輸液の使用を考慮する。

3. 信州大学における成績

信州大学ではこれまでに127例の生体肝移植ドナーの手術を行ってきた。このうちドミノ移植を除いてレシピエントとの関係は父40例，母51例，息子12例，娘4例，夫9例，兄4例，弟1例，姉3例，妹2例で，術式は外側区域切除44例，拡大外側区域切除20例，左葉切除54例，尾状葉付き左葉切除7例，後区域切除1例であった。これらにおける合併症は**表Ⅳ・11**に示すが，当施設ではこれまで再手術を要するような合併症は経験しておらず，また，自己血以外の輸血を要した例もなかった。術直後の例を除いて，全例術前の生活に戻っている。

表Ⅳ・11　生体肝移植ドナー127例の術後合併症

胃からの排泄障害	15
肝機能障害	6
胃十二指腸潰瘍	5
胆汁漏	4
胸水貯留	3
無気肺	2
気胸	2
末梢神経障害	1
敗血症	1
創感染	1
腹壁瘢痕ヘルニア	1
食道潰瘍	1

おわりに

　生体肝移植におけるドナーの手術はこの治療法における根幹であるとともに，ドナーの安全性の確保が倫理的に最も重要なこととされている．よく言われるように，ドナーの管理には100％をめざすのではなく，120％の安全性をめざして，慎重に対処する必要がある．

【参考文献】
1) Urata K, Kawasaki S, Matsunami H, et al : Calculation of child and adult standard liver volume for liver transplantation. Hepatology 21 : 1317, 1995
2) 池上俊彦，橋倉泰彦，窪田達也ほか：生体部分肝移植ドナーにおける自己血輸血．臨床外科 53：321, 1998

腎移植

A 腎移植患者の術前管理

池田みさ子，鈴木英弘

はじめに

　慢性腎不全患者は年々増加しており，全国で約17万6,000人が透析療法を受けているといわれている。慢性腎不全患者は透析療法により延命可能であるが，腎機能の代償機能は不完全であり，患者のquality of life（QOL）は決して高くはない。近年，血液浄化力の優れた透析機器が開発され，最長期透析記録は32年に達しているものの，高齢化や糖尿病性腎不全の増加により慢性透析療法患者の5年生存率は約60％といわれている[1]。腎移植は免疫抑制療法の進歩に伴い腎生着率も向上し，慢性腎不全の根治的な治療法として確立され，透析療法では得られない高いQOLが得られる。生体腎移植例での生存率は5年で89％，10年で82％，15年で78％，生着率はそれぞれ73％，54％，41％である。一方，献腎では生存率は5年で84％，10年で77％，15年で71％，生着率はそれぞれ59％，43％，31％である[2]。また，生体腎移植間でも透析移行前の患者の方が生着率が高い[3]。わが国の腎移植は図V・1に示すように生体間が主流である[2]。臓器移植ネットワークに登録された腎移植希望者は1995年より1万5,000人前後で推移している。1997年に「臓器の移植に関する法律」が施行され，今後献腎移植も増加すると思われる。

　表V・1，V・2に日本臓器移植ネットワークの腎移植ドナー適応基準とレシピエントの選択基準を示す[4]。腎移植において，提供者の適応基準は，移植後腎機能の回復が期待できるかどうかと，レシピエントに合併症を起こさないようにすることが可能かどうかによる。腎移植では，移植腎とともにドナー由来の免疫性物質が免疫応答機構を介して拒絶反応を引き起こす。そこで，ドナーとレシピエントの組織適合性を一致させることと適確な免疫抑制療法を行うことが重要となる。また，レシピエントではコントロールされていない精

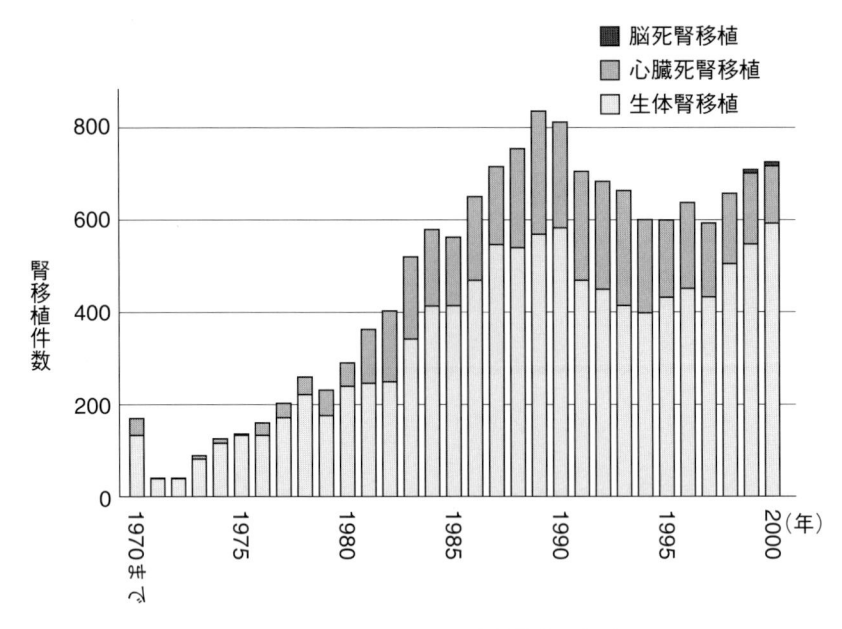

図Ⅴ・1 日本における腎移植件数の推移
（日本腎移植臨床研究会・日本移植学会：腎移植臨床登録集計報告（2000）．移植 30：87, 2001 より改変引用）

表Ⅴ・1 日本臓器移植ネットワークの腎移植ドナーの適応基準

1. 以下の疾患または状態を伴わないこととする．
   (1) 全身性，活動性感染症
   (2) HIV 抗体，HTLV-1 抗体，HBs 抗原，HCV 抗体などが陽性
   (3) 悪性腫瘍（原発性脳腫瘍および治癒したと考えられるものを除く）
2. 血液生化学，尿所見などから器質的腎疾患が存在しない．
3. 年齢：70歳以下が望ましい．

（厚生省保健医療局臓器移植対策室監修：関係法令，脳死判定・臓器移植ハンドブック．1998, pp138-223 より引用）

表Ⅴ・2 レシピエント選択基準

1. ABO 式血液型の一致
2. HLA 型の適合度が高い
3. 2の条件が同一の場合は，待機期間の長い者が優先
4. リンパ球直接交差試験陰性
5. HLA 型が完全（6抗原）一致では全国登録者を対象

（厚生省保健医療局臓器移植対策室監修：関係法令，脳死判定・臓器移植ハンドブック．1998, pp138-223 より改変引用）

神病,活動性の感染症,発症が確実視されるHIV感染症,悪性腫瘍,重症の二次性副甲状腺機能亢進症,活動性潰瘍性疾患を有する患者は除外され,重症の心疾患や糖尿病患者では,術前評価を十分に行うことが重要とされている。

1. 慢性腎不全の生理・合併症

腎臓は単なる排泄臓器でなく,排泄機能の他,水電解質調節,内分泌機能,代謝機能などの生理機能を有し,体液恒常(homeostasis)を維持する中心臓器であり,その機能の廃絶は多臓器に影響を及ぼす。慢性腎不全は排泄障害による貯留,産生低下による欠乏,調節の不適応が原因となり体内環境の恒常性が維持できなくなり,精神症状,神経症状,循環器症状,消化器症状,呼吸器症状,造血障害などの多彩な症候を呈してくる(図V・2)[5]。

腎不全患者では,水,電解質のカリウム(K)・ナトリウム(Na)はほとんど尿中に排泄されないため,摂取されたK・Naは透析によって体外に排出される。透析患者では水分過剰により,また,糖尿病合併患者では持続する高血糖の結果,細胞外から細胞内への水移

精神症状:うつ状態,記銘力低下,集中力低下,易疲労感,興奮,無関心,不安感,錯乱

中枢神経症状:不眠,傾眠,頭痛,痙攣,昏睡,言語障害,不随意運動,振戦,起立性低血圧,発汗異常,唾液分泌異常

眼症状:red eye,角膜症(Ca沈着),網膜症,眼球振盪,一過性視力喪失

呼吸・循環器症状:浮腫,高血圧,うっ血性心不全,不整脈,失神発作,心外膜炎,心筋炎,動脈石灰化,uremic lung, Kussmaul呼吸,胸膜炎

消化器症状:悪心・嘔吐,下痢,異味・異臭,口臭,食欲不振,口内炎,出血,潰瘍,耳下腺炎,膵炎

血液系症状:貧血,出血傾向,紫斑,血小板減少

皮膚症状:貧血・色素沈着・乾皮症,掻痒感,皮下出血,uremic frost,水疱性皮膚疾患,皮膚潰瘍,爪の異常

腎・尿路症状:尿量異常(乏尿・無尿),脱水・溢水

筋・骨格症状:筋痙攣,筋力低下,筋萎縮,骨病変(骨痛,骨折,関節痛),関節周囲の石灰化

末梢神経症状:異常知覚(restress legなど),知覚異常,腱反射消失,麻痺,MVC低下

免疫系症状:易感染性,抗腫瘍免疫低下
内分泌・代謝系異常:甲状腺機能異常,無月経,不妊,低栄養状態,耐糖能異常,高脂血症,痛風

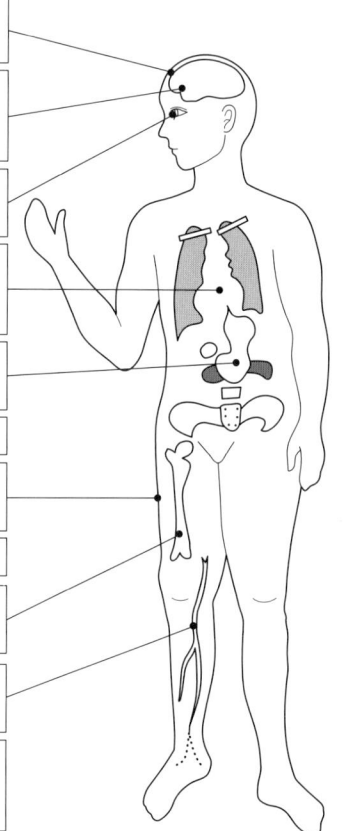

図V・2 慢性腎不全の症候

(二瓶 宏:腎不全・尿毒症.腎と透析47:426, 1999より引用)

動により低Na血症となる。そして，果実や生野菜などの摂取により高K血症となるが，K値が$6.0mEq\cdot l^{-1}$前後でも無症状なことが多い。そのほかに，低カルシウム（Ca）血症，高リン（P）血症，高マグネシウム（Mg）血症なども存在している可能性がある。

酸塩基平衡をみると，腎不全患者では，H^+イオンの排泄ができなくなり近位尿細管でのHCO_3^-の再吸収の減少が起こり，代謝性アシドーシスになっている。慢性腎不全患者では食事によるH^+負荷に対し骨による緩衝とNH_3産生を刺激して新しい定常状態を確立している。H^+平衡はこのような慢性代謝性アシドーシスの存在により保たれるが，アシドーシスが長期に持続すると骨の脱灰が進行する。腎性骨異栄養症（二次性副甲状腺機能亢進症などによる骨関節病変）は糸球体濾過量の減少により，腎からのP排泄量が低下し血中のPが上昇し，その結果Pの排泄促進作用のある副甲状腺ホルモンが過剰に分泌される病態である。

慢性腎不全患者では血小板のアデノシン二リン酸（ADP）やセロトニンが低下している。トロンボキサンA_2の産生も低下している。また，血小板が内皮の損傷部位で粘着能を発揮するために必要なvon Willebrand因子が透析患者では上昇している。これらの結果，血小板機能障害が生じている。また，BUN高値例では凝固能障害が起きていると考えたほうが良い。

貧血の多くは正球性，正色素性である。水分貯留のための希釈によることもあるが，腎臓，肝臓で合成されるエリスロポエチンの腎実質障害による減少も関係する。また，骨髄赤芽球系の選択的な成熟障害もあり慢性腎不全患者では貧血となる。

正常腎では通常1分間に1mlの水が尿として排泄される。腎不全患者ではこの水の量が循環血液量として少しずつ増加し体重増加として現われる。循環血液量が増加すると心臓は前負荷のかけられた状態となり血圧は上昇し，尿毒症とともに心血管系に障害を与える。高血圧の多くはNaおよび水分の過剰によるが，レニン依存性高血圧も生じる。また，尿毒性物質，脂質代謝および糖質代謝異常，血管へのカルシウム沈着，および血液凝固能亢進などの危険因子は動脈硬化をもたらし，虚血性心疾患を発症させ，同時に心筋変性による心機能障害をもたらす。透析患者の死亡原因の8.4％は心筋梗塞である。また，腎不全患者では腎性貧血や，シャントを代償するためにhyperdynamicの状態にあり左室収縮能，心拍出量は亢進している。心筋壁運動は良好であるが，拡張期の心筋壁運動は低下し，拡張期のコンプライアンスは低下し，水分負荷代償機能は障害されている。つまり，左室収縮能の増加と左室拡張能の低下という相反する状態を有するようになる。高血圧や末梢循環障害により後負荷が増大し左室腔が拡大してくるころには収縮能も低下し尿毒症性心筋症と呼ばれる病態を示す。電解質異常や酸塩基平衡などの障害で伝導障害や心室性期外収縮などもみられる[6]。

透析アミロイドーシスは長期透析により骨，滑膜，靱帯などにアミロイドが沈着し，その結果関節痛や神経障害さらに運動障害を呈する。このアミロイドの本体は，β_2-ミクロ

グロブリンであり，通常は尿から排泄される。

　消化器系は水分摂取制限により便秘傾向にある。これは消化管自体の運動低下が主な原因であり，胃内容も貯留しやすい[7]。慢性腎不全患者では以上のようにさまざまな臓器で多様な機能障害が生じている。

2. 慢性腎不全患者の薬理学

　薬物およびその代謝産物の排泄が減少するので薬物の効果が遷延する。体内水分量の増加は分布容量を大きくし，蛋白結合の障害は薬理学的効果を増強する。それらの結果，各麻酔薬の作用は延長する。これらを考慮し，初回の投与量は正常者と同量投与し，腎から排泄される薬剤の追加投与は投与間隔を延長し減量する。

　吸入麻酔薬は生体内代謝を受け，血清無機フッ素が50 μM以上に増加すると腎不全を生じるといわれている。血清無機フッ素はメトキシフルラン＞セボフルラン＞イソフルランの順に多い。セボフルランは血清無機フッ素が50 μM以上に増加しても腎機能障害は生じない。これはメトキシフルランの場合，腎のマイクロソームによりセボフルランの3～10倍早く代謝され大量の無機フッ素を遊離し，腎尿細管での濃度がより高くなることと関係している[8]。また，無機フッ素による近位腎尿細管障害は尿細管細胞でのATPの産生低下とNa-K-ATPaseの抑制に原因するとも言われている[9]。低流量麻酔でセボフルランと炭酸ガス吸収剤との反応で生じるcompound A（fluoromethyl-2, 2-difluoro-1-（trifluorometyl）vinyl ether）は尿細管障害の原因となる。しかしセボフルランによる無機フッ素とcompound Aは臨床的には問題がないとされている[10]。イソフルランは生体内代謝率が0.4％とハロタンの1/100，エンフルランの1/10であり臓器障害を招く可能性が最も低く，0.8％イソフルランは腎血流量の自動調節能を障害せず，低血圧における血管拡張作用も自動調節能を脅かさない[11]。以上より腎移植で使用される吸入麻酔薬ではイソフルランが一般的であり，理論的に腎障害を起こす可能性のあるエンフルランやセボフルランは避けたほうが賢明である。

　末期腎疾患患者での静脈麻酔薬プロポフォールのクリアランス，半減期，分布容量は正常者と同じである[12]。バルビツレートは肝で分解され腎で排泄されるため作用が延長する。また，血漿アルブミンが減少していると作用が増強する。ケタミンは腎からの排泄の割合が多く，ジアゼパムは肝で代謝されるが代謝産物であるdesmethyl diazepamの半減期が長く，ミダゾラムの作用も延長する。また，麻薬は肝で代謝されるが慢性腎不全患者では感受性が高くなっており，大量の麻薬は抗利尿ホルモンの分泌を刺激し尿量を減少する。モルヒネは，代謝産物のmorphine-6-glucuronideが活性を持ち腎排泄であるため作用が延長する。フェンタニルはモルヒネと比べ脂溶性が高く90％が肝で代謝され，代謝産物に活性がないため比較的安全に使用できるが，クリアランスは術前BUN値と逆相関にあり，BUNが

60mg·dl^{-1}以上の患者では術後呼吸管理が必要となる可能性がある[13]。

筋弛緩薬のスキサメトニウムは，1mg·kg^{-1}投与によりK値を0.2～0.5mEq·l^{-1}上昇させるためK値の高い腎不全患者では心室細動を招く恐れがある。また，腎不全患者ではコリンエステラーゼ値が低下しており作用は延長する。パンクロニウムは腎から多く排泄され，排泄半減期は正常者で145分，腎不全では534分と延長する[14]。ベクロニウムの作用時間は腎不全患者では軽度延長し蓄積作用が多少あるといわれているが，代謝は肝が主で腎排泄は10％未満のため腎不全患者に適している。アルクロニウムは腎排泄性はないが，日本では未発売である。非脱分極性筋弛緩薬は低K血症や高Mg血症によっても筋弛緩薬の効果は増強するのでモニター下に追加投与したほうが安全である。

局所麻酔薬は心拍出量の増加により作用時間は減少する。局所麻酔法によるT4-10のブロックは交感神経遮断による静脈のうっ滞のため低血圧となり腎血流量が減少し[7]，またT1-2の高位までのブロックは，腎血流の自動調節能およびレニン・アンギオテンシンの遊離を抑制する。

3. 手術前評価

麻酔前の一般的評価は，理学的所見として身長，体重，体温，血圧，脈拍，血液一般，電解質，血糖などの生化学検査，心電図，胸部X線，感染症などの他に，透析歴とdry weight，尿量の有無，内シャントまたは腹膜カテーテルの状態，透析状態など腎不全患者特有の所見が重要となる。透析状態では，透析導入からの期間，1週間の透析回数，平均除水量，透析時の血圧変動が術中の患者管理に重要な情報である。透析時の低血圧は血液量の過度の減少やアセテート液による透析や透析液中のNa濃度が低い場合などで多くみられるが，このような患者では麻酔導入時に低血圧となることが多く，術中に循環管理が難しくなる可能性がある。

a．生理機能検査

透析患者では心電図異常，虚血性心疾患，心内膜炎や尿毒症性心筋障害などの心疾患が高率にみられる。そこで心エコーや負荷心電図のほか，心筋シンチグラフィや冠動脈造影などの検査による心機能評価が必要となる場合がある。胸・腹部単純X線検査で心胸郭比（cardiothoracic ratio：CTR），肺野の状態，胸水の有無，腹部異常石灰化像の有無などを確認する。また，胸部のX線は透析前後に臥位の撮影もする。これは手術後のベット上安静期間の心拡大の評価に重要である。また，慢性腎不全の患者では上部消化管病変の合併頻度が非常に高い[7]。周術期のステロイドの使用や手術ストレスも加わるので術前の内視鏡検査も必要である。破壊性骨関節症（destructive spondyloarthropathy：DSA）は脊椎の変形から脱臼による脊髄障害を来す可能性があるので，アミロイドの沈着についても検索し

表V・3 免疫抑制剤一覧

	一般名	商品名（開発名）
代謝拮抗剤	アザチオプリン メトトレキセート ミゾリビン グスペリムス・ハイドロクロライド ミコフェノレート・モフェティル	イムラン，アザニン メトトレキセート ブレディニン スパニジン（デオキシスパガリン） セルセプト（RS-61443）
T細胞機能 抑制剤	シクロスポリン タクロリムス シロリムス	サンディミュン，ネオラル プログラフ（FK506） ラパマイシン[*1]，RAD
抗体	抗リンパ球グロブリン 抗CD3抗体 抗CD25抗体	アールブリン オルソクローン OKT3 シムレクト（CHI-621）[*2]
副腎皮質 ホルモン	プレドニゾロン コハク酸メチル・ナトリウムプレドニゾロン	プレドニン ソルメドロール

[*1] 欧米で承認済み　[*2] 日本で治験中
（落合武徳，磯野可一：免疫抑制剤とそのメカニズム，腎移植における免疫抑制療法．高橋公太編．東京，日本医学館，1998，pp3-19より改変引用）

ておく．腎移植の組織適合性検査はABO血液型，Rh血液型，HLA typing，リンパ球クロスマッチテスト，リンパ球混合培養試験（MLC）の5種類の検査が一般的である．

b．免疫抑制療法

維持免疫抑制療法は一卵生双性児の場合を除いて同種移植の免疫学的拒絶反応を防ぐために現在では必ず必要である．拒絶反応は，免疫学，病理学および凝固線溶系などの複雑な病態の組み合わせにより臨床症状を惹き起こす．拒絶反応の主役は主にTリンパ球であるが，Tリンパ球（特にヘルパー）により活性化されたBリンパ球も抗体産生を起こし抗体による拒絶反応を起こすことが知られている．移植腎では移植肝では起こりにくい超急性拒絶反応が，あらかじめレシピエントの体内に抗ドナー抗体であるT-cell抗体があった場合に起こる．促進型急性拒絶反応（1週間以内）ではTリンパ球，抗体両方が関与し，急性拒絶反応（3カ月）ではTリンパ球による臓器障害が主となる．慢性拒絶反応は主に抗体の関与であるがhyper filtrationなどの非免疫学的要因も考えられており，その発生機序は複雑である．一般的に免疫反応は幹細胞で始まりTリンパ球系を中心とした細胞免疫とBリンパ球系によって産生される液性免疫がある．細胞免疫はドナーの異なった白血球の型であるヒトリンパ球抗原（human lymphocyte antigen：HLA）をレシピエントのTリンパ球が認識し，糸球体，尿細管や間質，血管などをターゲットとして攻撃する反応であり，HLAは主要組織適合性（major histocompatibility：MHC）抗原のひとつとして重要である．近年はヘルパーTリンパ球でIL-2などのリンホカイン産生を抑制する免疫抑制薬としてカ

(a) ABO適合

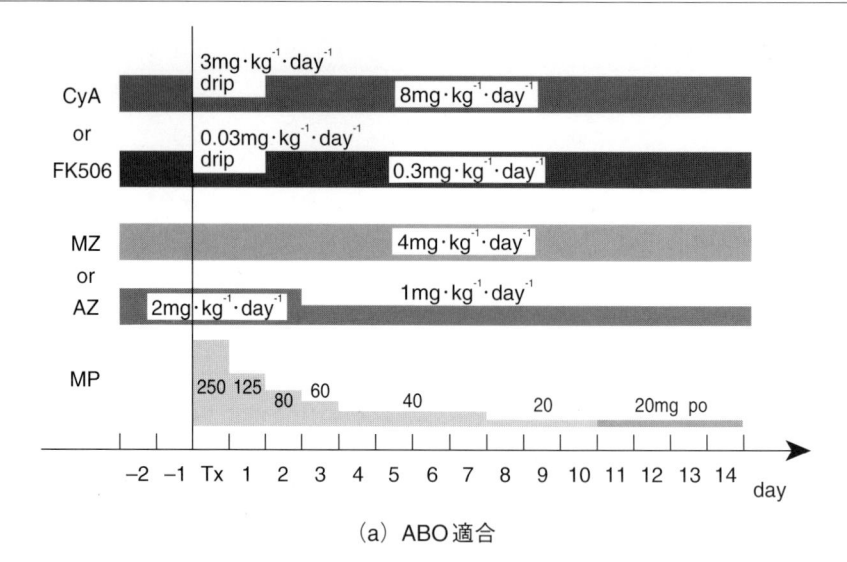

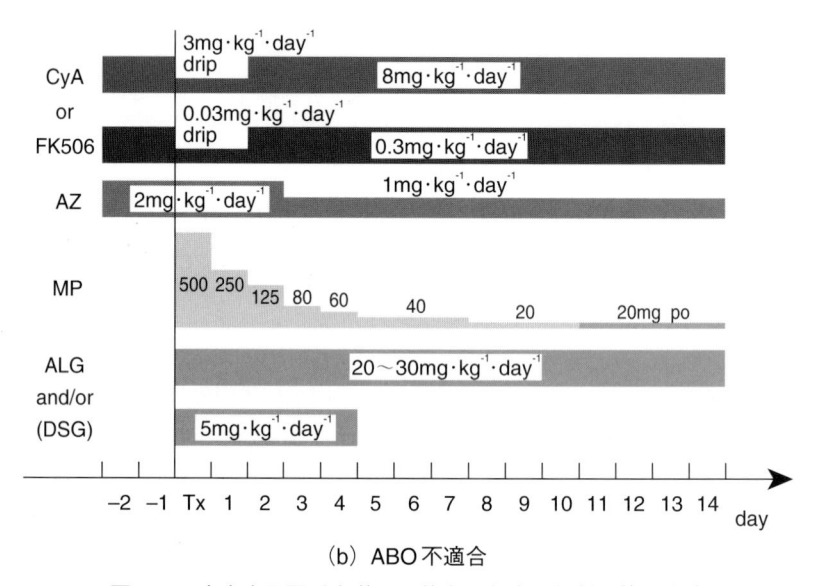

(b) ABO不適合

図V・3　東京女子医科大学での基本的免疫抑制剤の使用方法
CyA：シクロスポリン，FK506：タクロリムス，AZ：アザチオプリン，MP：メチルプレドニゾロン，MZ：ミゾリビン，DSG：デオキシスパーガリン，ALG：抗リンパ球抗体，▼：放射線照射1.5Gry

カルシニューリン・インヒビターであるシクロスポリン（CYA），タクロリムス（FK506）の開発臨床麻酔により移植腎の生着率はコンベンショナルな時代に比べ格段に向上した。液性免疫は血管内皮細胞の血液型抗原にBリンパ球系が産生した抗A，抗B抗体が付着することにより抗原抗体反応を起こす。ABO不適合例では術前に血漿交換で抗血液型抗体を除去し抗体価を下げる。腎移植においては赤血球のABO型とHLAの適合していることが望ましい[15]が，近年では免疫抑制剤の進歩によりT-cell抗体陽性例を除けば，重要な要因と

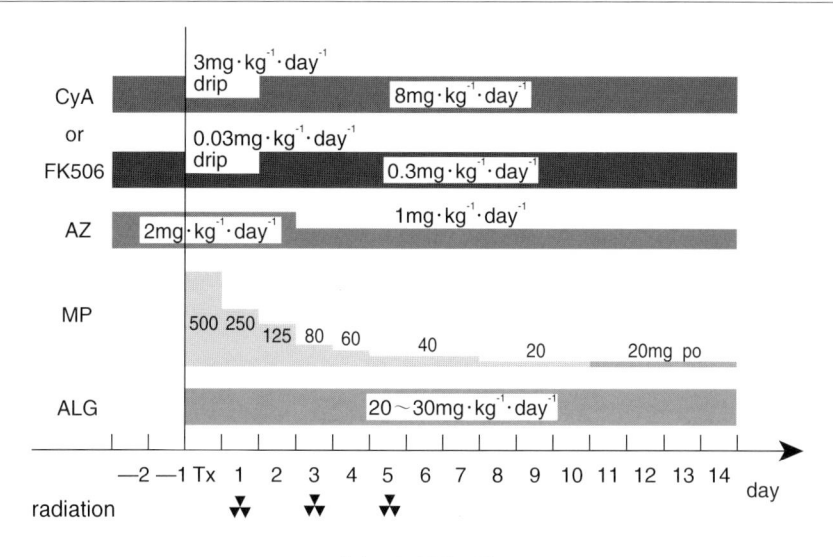

(c) ABO不一致

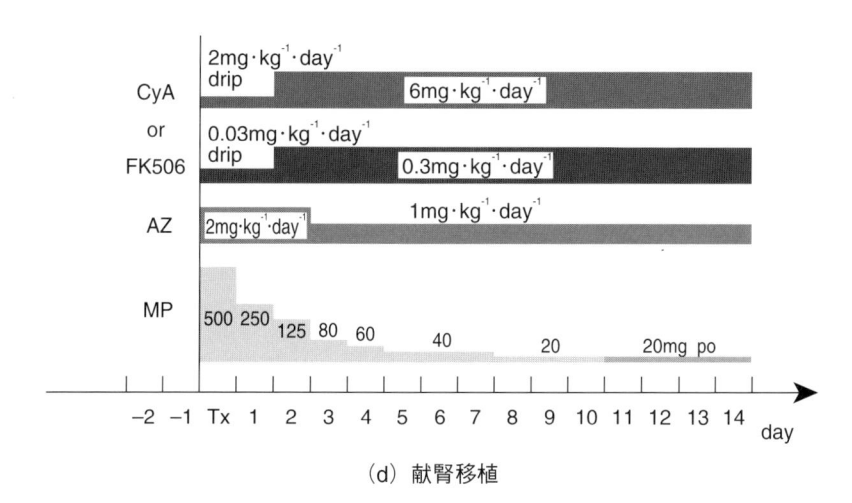

- CyA: 3mg·kg⁻¹·day⁻¹ drip → 8mg·kg⁻¹·day⁻¹
- or FK506: 0.03mg·kg⁻¹·day⁻¹ drip → 0.3mg·kg⁻¹·day⁻¹
- AZ: 2mg·kg⁻¹·day⁻¹ → 1mg·kg⁻¹·day⁻¹
- MP: 500, 250, 125, 80, 60, 40, 20, 20mg po
- ALG: 20〜30mg·kg⁻¹·day⁻¹

(d) 献腎移植

- CyA: 2mg·kg⁻¹·day⁻¹ drip → 6mg·kg⁻¹·day⁻¹
- or FK506: 0.03mg·kg⁻¹·day⁻¹ drip → 0.3mg·kg⁻¹·day⁻¹
- AZ: 2mg·kg⁻¹·day⁻¹ → 1mg·kg⁻¹·day⁻¹
- MP: 500, 250, 125, 80, 60, 40, 20, 20mg po

はいえなくなってきている。

1）維持免疫抑制剤（表V・3）[16]

　免疫抑制剤は作用機序と生物学的性状から代謝拮抗剤，T細胞機能抑制剤（カルシニューリン・インヒビター），抗体，副腎皮質ホルモンに分類される。ステロイド・アザチオプリンは全骨髄細胞を抑制，CYA, FK506は選択的にTh細胞からIL-2産性を抑制し，Th/Tc細胞の分化と増殖を抑制，OKT3 (Muromonab CD3)，ATGはTリンパ球の細胞表面抗原CD3に対するモノクローナル抗体で全T細胞のCD3抑制，ALG（抗リンパ球抗体）は非特異的に全リンパ球を抑制する。われわれの施設では図V・3を基本的使用法として代謝拮抗剤，副腎皮質ホルモン，カルシニューリン・インヒビターの3剤併用を基本とした免疫抑制療法を行っている。ABO適合，不一致，不適合，献腎移植では，それぞれ投与薬剤，投与方法，投与量は異なる。

2）血漿交換療法

a）ABO不適合[17]

ABO不適合症例では液性抗体（抗A，抗B抗体）の除去として，血漿交換か免疫吸着を行い抗A，抗B抗体価を8倍以下にする。血漿交換は分画血漿交換の二重濾過血漿分離交換法（double filtration plasmaphresis：DFPP）を主に行い，理論的には分子量105〜106のIgGやIgM分子は除去される。一般的に，3〜4回のDFPPを行うことで抗A抗B抗体価を4〜8倍以下にさせることが可能である。

b）巣状糸球体硬化症（focal segmental glomerulosclerosis：FSGS）

FSGSは小児の腎移植ではよくみられる疾患である。移植腎へ早期より再発がみられるため術前の血漿交換により術後の再発率を減少させることが可能である。

【参考文献】

1) 日本透析医学会統計調査委員会：わが国の慢性透析療法の現況（1997年12月31現在）．透析会誌 32：1, 1999
2) Kevin CM, Marshall MJ, Feldman HI：Effect of the use or nonuse of long-term dialysis on the subsequent survival of renal transplants from living donors. N Engl J Med 344：726, 2001
3) 日本腎移植臨床研究会・日本移植学会：腎移植臨床登録集計報告（2000）．移植 36：87, 2001
4) 厚生省保健医療局臓器移植対策室監修：関係法令，脳死判定・臓器移植ハンドブック．1998, pp138-223
5) 二瓶　宏：腎不全・尿毒症．腎と透析 47：426, 1999
6) 小玉　誠，相澤義房：心機能障害—成人．腎と透析 45：429, 1998
7) Graybar GB, Tarpey M：Kidney transplantation, Anesthesia and Organ Transplantaion. Edited by Gelman S. Philadelphia, Saunders, 1987, pp61-110
8) Kharasch ED, Hankins DC, Thummel KE：Human kidney methoxyflurane and sevoflurane metabolism. Anesthesiology 82：689, 1995
9) Lochhead KM, Kharasch ED, Zager RA：Spectrum and subcellular determinants of fluorinated anesthetic-mediated proximal tubular injury. Am J Pathol 150：2209, 1997
10) Tsukamoto N, Hirabayashi Y, Shimizu R, et al：The effects of sevoflurane and isoflurane anesthesia on renal tubular function in patients with moderately impaired renal function. Anesth Analg 82：909, 1996
11) Sundeman H, Biber B, Rancer C, et al：Autoregulation and vasodilator responses by isoflurane and desflurane in the feline renal vascular bed. Acta Anaesthesiol Scand 41：1180, 1997
12) Ickx B, Cockshott ID, Barvais L, et al：Propofol infusion for induction and maintenance of anaesthesia in patients with end-stage renal disease. Br J Anesth 81：854, 1998
13) Koehntop DE, Rodman JH：Fentanyl pharmacokinetics in patients undergoing renal transplantaion. Pharmacotherapy 17：746, 1997
14) Caldwell JE：Muscle relaxants and renal failure. Problems in anesthesia 3：489, 1989
15) 高橋公太：ABO血液型不適合腎移植．移植 33：145, 1998
16) 落合武徳，磯野可一：免疫抑制剤とそのメカニズム，腎移植における免疫抑制療法．高橋公太編．東京，日本医学館，1998, pp3-19
17) Tanabe K, Takahashi K, S onda K, et al：Long-term results of ABO-incompatible living kidney transplantation. Transplantation 65：224, 1998

B 腎移植患者の麻酔管理

池田みさ子, 鈴木英弘

麻酔管理のポイントは移植腎の機能を促進し, 急性尿細管壊死を予防するための十分な血流を移植腎に確保することである。

1. 手術直前の管理

術前の透析により, カリウム (K) や蛋白代謝産物の除去と貧血の是正をはかり水分/電解質状態の適正化をはかるとともに食事は十分なカロリーと蛋白を摂取させる。体重はdry weightよりやや多めとする。

透析後の検査データの目標値はTP≧6.0g・dl^{-1}, アルブミン≧3.0g・dl^{-1}, Ht≧30%, K<5.0mEq・l^{-1}, HCO_3≧20mmol・l^{-1}, CTR<50%[1]である。また, 最終透析は24時間以内に行い, このとき水を引きすぎると導入時に血圧低下, 不十分だと術中の急激な容量負荷で浮腫や心不全, 肺水腫を生じる。当日は朝浣腸後カリメート30gと微温湯100mlの注腸を行う。

【前投薬】

腎不全患者は一般的に神経質で手術に対する期待と不安が強いため, 術前診察には十分に時間をかける。また, 合併する高血圧や虚血性心疾患のための不安をできるかぎり除去し, 高血圧を予防する[2]。硫酸アトロピンの投与に関しては腎排泄のため投与量が議論されているが, 適正透析下の患者であれば投与に問題はない。ジアゼパムは代謝産物 (desmethyl diazepam) の半減期と中枢興奮作用を考慮し投与量は少なめとする。H_2ブロッカーは術前状態に応じて投与する。われわれの施設では導入45分前に硫酸アトロピン0.5mgとミダゾラムやヒドロキシジンなどの鎮静薬を投与している。免疫抑制剤は, 使用計画 (A 腎移植患者の術前管理参照) に準じて投与する。出血凝固系に異常がある場合には筋肉内注射は避けたほうがよい。

2. 麻酔方法

理論的には, 全身麻酔法も局所麻酔法も可能である。最初の腎移植の麻酔は1962年に15例報告されその多くは持続腰椎麻酔である[3]。当院での腎移植の1例目は1971年に酸素・亜酸化窒素・ハロタン麻酔で行われた。その後はチオペンタールで導入, オキシブプロカイ

ンの気管内噴霧で気管内挿管し，ハロタンと硬膜外麻酔で維持し自発呼吸下で行われた。人工呼吸器の発達に伴い筋弛緩は硬膜外麻酔から筋弛緩薬のパンクロニウムによって作り出されるように変わり，その筋弛緩薬も腎排泄が少なく拮抗後もrecurarizationの発症頻度の少ないベクロニウムへ，また，麻酔薬はハロタンからイソフルランへとより安全な薬が使用されるようになった。また，心血管系合併症例では麻薬と静脈麻酔薬によるバランス麻酔も行われ，使用麻酔薬も多彩になった。マニトール，フロセミド，メチルプレドニゾロン，ドパミン，プロスタグランジンE_1（PGE_1），ウリナスタチンなど作用機序の異なる多くの腎保護薬や循環作動薬が加わった。硬膜外麻酔の利点は吸入麻酔薬と筋弛緩薬の量を減少させること，術後の疼痛管理に使えることである。硬膜外麻酔の合併症の中で特に注意しなければならないのは感染と血腫である。透析患者では一般患者よりこのような合併症の危険性が高いため特に慎重に行うべきである。腎は腸骨窩に移植するので刺入部位はT12/L1またはL1/2で行う。血液凝固異常があるときの局所麻酔法は禁忌である。全身麻酔法では亜酸化窒素-イソフルランの使用が多い。麻薬と静脈麻酔薬によるバランス麻酔も可能だが，フェンタニルの高用量では大動脈圧の低下がなくても腎血流量が21％減少するとも言われており，使用にあたっては投与量に注意する[4]。筋弛緩薬は作用時間が短く腎排泄の少ないベクロニウムを用いる。しかし，ベクロニウムでも腎不全患者では正常者に比べ排泄半減期が延長しているため，繰り返し投与では筋弛緩モニターを用いた方が安全である。

3. モニター

術中モニターとしては麻酔時の一般的な心電図，血圧計，パルスオキシメータ，体温計，呼気ガスモニターの他，筋弛緩，観血的動脈圧や中心静脈圧もモニターする。

静脈路はシャント側と反対側に確保し，血圧計と観血的動脈圧モニター（血液ガス採血用にもなる）も反対側で行う。中心静脈圧はシャント側では高値となるため圧の影響を受けないように反対側の内頸静脈より穿刺する。心機能低下例では肺動脈楔入圧もモニターする。ダブルまたはトリプルルーメンのカテーテルを使用し，薬剤投与にも用いる。容量負荷や輸血用の静脈路は移植の反対側の下肢に確保する。また，経食道心エコーや血清浸透圧，PT，APTT測定も腎移植時には有用である。内頸静脈穿刺の合併症には血腫，気胸，あるいは気管圧迫など重篤な合併症があるので慎重に行う。

4. 術中管理

a. 麻酔の導入と維持

麻酔の導入時は循環変動を来しやすく，また，胃内容物の停滞時間が長いことを考慮し

上手なマスク保持とスムーズな気管内挿管が要求される。チオペンタール3〜5mg・kg^{-1}，プロポフォール1〜2mg・kg^{-1}またはミダゾラム0.2〜0.3mg・kg^{-1}とベクロニウム0.08〜0.2mg・kg^{-1}を用いて気管内挿管を行う。麻酔の維持薬は，亜酸化窒素とイソフルランなどの全身麻酔薬とベクロニウムを用いるのが一般的である。腎不全患者は健常人より麻酔による循環機能の低下を来しやすい。そのため容量負荷や薬剤による循環補助が必要となる。麻酔管理は手術の進行状況をよく把握して手術侵襲の度合に応じた麻酔深度で維持する。血圧上昇時にはニトログリセリン，PGE$_1$やCa拮抗薬で対応する。導入直後やドナーからの摘出腎のバックベッドでの灌流，血管処理の期間は，患者への侵襲が少ないため低血圧になりやすい。腎血管吻合術が開始される頃から輸液負荷とドパミン（2〜5μg・kg^{-1}min^{-1}），PGE$_1$（0.005〜0.03μg・kg^{-1}・min^{-1}）など腎保護作用のある循環作動薬の投与を開始する。この時期は十分な麻酔深度と筋弛緩状態が必要である。血管吻合後血流再開までに中心静脈圧を10cmH$_2$O以上に補液負荷で上昇させること，動脈圧を腎摘出時のドナー血圧（収縮期血圧で120mmHg以上）まで上げておくことが重要である。血流再開直前に高血圧でなければPGE$_1$の投与を減量し，血流再開時に血圧が低下しないよう麻酔深度を調節する。移植腎血流再開時に容量負荷が少ないと血圧が低下してしまう（移植腎血流量は600〜1,000ml・min^{-1}）。再灌流時に一過性の血圧低下を認めた場合は，エフェドリンを使用する。腎血流が再開すると移植腎は灰色から淡紅色になり緊張度が高まる。移植腎に十分な血流量が得られれば数分で初尿が認められる。生体腎移植では多くの場合数分で尿の流出を認める。この時期の尿は，血清尿素窒素などによる高浸透圧利尿のため，腎排泄性の麻酔薬や筋弛緩薬などは十分に排泄されないと考えた方がよい。外科医による「腎臓の張りと色合い」の観察が重要である。最近，移植腎の血流を術中にウルトラソノグラフィで測定できたとの報告もある[5]。

　容量負荷はかつては血液製剤が主体であったが，肝炎やその他の感染症の問題があるため近年は晶質液と高浸透圧液が用いられる。初尿が認められない場合にはまず血圧，負荷容量をチェックする。十分であるにもかかわらず初尿が認められない場合にはループ利尿薬やウリナスタチンなどの薬剤を投与する。初尿確認後スケジュールの抗免疫療法の投与を開始する。尿管膀胱吻合後，尿量の測定は可能となる。尿量は15分ごとの測定とし，輸液速度は尿量，CVPなどを観察しながら決める。手術終了後筋弛緩モニターを参考にしながら筋弛緩の拮抗薬を使い，抜管後の呼吸状態の観察には十分な注意を払う。

b．輸液管理

　輸液はKを含まない1号輸液か生理食塩水を用いる。われわれの施設では循環血液量の維持のため生理食塩水を使用している。マニトールは血漿量を増加し心拍出量も増加するため[6]，血流再開直前に1〜2ml・kg^{-1}用いる。輸液管理のポイントは移植腎の血流再開時および再開後の腎血流を十分に確保し急性尿細管壊死を予防することである。血流再開直

表V・4 当院における成人腎移植症例の背景因子および術中輸液量

	生体腎移植		献腎移植	
	ABO適合例 n=112	ABO不適合 n=23	献腎移植 n=20	膵腎同時 n=7
年齢(歳)	37.5 ± 11.5	39.2 ± 9.0	46.7 ± 9.4*	33.6 ± 7.7
性別(男:女)	72:40	16:7	11:9	3:4
透析歴(年)	4.63 ± 5.30	3.22 ± 4.08	13.47 ± 6.88*	3.67 ± 3.06
麻酔時間(分)	353.2 ± 73.3	422.6 ± 93.0*	220.3 ± 39.6*	468.6 ± 60.9*
CVP (cmH$_2$O)	11.83 ± 4.98	12.19 ± 4.42	8.43 ± 4.89	6.02 ± 3.13
腎血流再開までの輸液量 (ml·kg^{-1}·hr^{-1})	13.9 ± 4.7	14.2 ± 5.9	8.1 ± 3.7*	7.1 ± 1.7*
輸血量(ml)	28.0 ± 106.0	400.9 ± 446.2*	145.0 ± 368.4	878.6 ± 588.7*
術中初尿あり(%)	92.86	100.00	35.00	42.86

(Mean ± SD) *：P < 0.05 vs ABO 適合例

後の移植腎では，腎血管神経遮断により腎血管は拡張し腎血流量は増加傾向を示す．腎血流再開前に中心静脈圧をモニターしながら，心不全を起こさぬよう留意しつつ循環血液量を可能なかぎり増加させ，血流再開時の心拍出量および腎灌流圧を維持する．

輸液量は，麻酔導入後1～5ml·kg^{-1}·hr^{-1}で開始し血管吻合開始頃からは10～30ml·kg^{-1}·hr^{-1}とし，モニターでの目標値として，CVPは10～15cmH$_2$O，BPは130～160/85～110mmHg，PAは20～25mmHg，PCWPは15mmHgとする[7)8)]．われわれの施設で1998年と1999年に行われた成人症例155例と1990年からの膵腎同時移植7例での輸液量を表V・4に示す．血流再開までに13.9±4.7ml·kg^{-1}·hr^{-1}である．手術日までに患者は透析により脱水傾向にあるので，血管吻合前でもCVP値が異常低値であれば3ml·kg^{-1}·hr^{-1}以上の輸液が必要となる．具体的な量の算定にdry weight（透析後の目標体重）と当日の体重を参考にするとよい．たとえば，dry weightが50kg，除水量2kgの患者の術前体重が49.5kgであったならその差52－49.5＝2.5kgすなわち，2,500mlの輸液に耐えられることになる．生体腎移植であれば，移植腎はすぐに機能するので2,000ml以上の輸液が可能である．

c．移植腎の機能保護

腎血流量は心拍出量の約20％を占め毎分1lの流量が維持されている．尿は糸球体濾過と尿細管再吸収・分泌により生成される．糸球体濾過とは，糸球体毛細管からボーマン嚢への体液の移動で，毎分125ml，1日あたり180lに達する．また，腎の血行動態は自己調節（80～180mmHg）と神経性および体液性因子により調節される．腎血管を収縮させる因子としては副腎-交感神経系，レニンアンギオテンシン系，バソプレシン，エンドセリンなどがあり，腎血管を拡張させる因子としてはプロスタグランジン，ドパミン，心房性Na利尿ホルモン，アセチルコリン，カリクレイン-キニン系などである[9)]．

腎移植術における腎保護とは，術中の容量負荷による循環不全より生ずる腎血流量低下を回避し尿量を確保することと，medullary thick ascending limb cell（mTAL）でのmedullary hypoxiaを発症しないように腎酸素需給バランスを保ち急性腎尿細管壊死を予防し，腎血管内での血流停滞と細胞浮腫を避けることである。つまり，血流再開時には移植腎血流量と腎糸球体濾過率（GFR）を増加させ尿細管における虚血を予防することである。移植腎では腎血管神経が遮断されPAHクリアランスは低下するものの糸球体濾過率は増加し，尿中Na排泄量も増加している[10]。そこで，血流再開時の昇圧薬はドパミンの$1～5\mu g \cdot kg^{-1} \cdot min^{-1}$を第一選択とする。ドパミンによるDA1，DA2受容体作用は溶質再吸収を抑え，高用量を使用しても他の昇圧薬より有意[11]に腎保護作用を有す。エフェドリン[12]やドブタミンの$0.5～2.5\mu g \cdot kg^{-1} \cdot min^{-1}$も使用できる。ノルエピネフリンやネオシネジンは腎血管を収縮させるため使用は避ける。PGE_1の$0.01～0.03\mu g \cdot kg^{-1} \cdot min^{-1}$は腎血流を保ち，輸入細動脈と輸出細動脈を同程度に拡張するが[13]，細動脈の抵抗の差から生じる糸球体濾過圧，糸球体濾過率は変化しない。そのためクレアチニンクリアランス（CCr）は変化せずNa排泄を増加し尿量を増加させる[14]。ウリナスタチン（UTI）は虚血により分泌される顆粒球エラスターゼに代表される過剰なプロテアーゼの阻害作用，ライソソーム膜安定作用，エネルギー代謝改善作用を有し，腎血流量を増加し腎機能を改善する[15)16]。マニトールは虚血腎においても腎血管抵抗を減少させ腎血流を増加させる[6]。ループ利尿薬のフロセミドは急性尿細管壊死の原因であるmTALの酸素消費を減少させて，腎保護作用を有する。持続的投与を推奨する報告もある[17]。長期透析患者では貧血および進行性の肺線維症（≒uremic lung）との関連で酸素運搬能が低下しているため，medullary hypoxiaを発症しないよう十分な酸素投与も必要である。

d. 循環管理

術中高血圧や低血圧にしばしば遭遇する。術前より合併する高血圧のため，入室時の緊張や種々の刺激により高血圧を呈す。Ca拮抗薬などの短時間作用性の降圧薬や適切な麻酔深度で対応する。低血圧は導入直後や深麻酔でみられ，術前の透析による体液の減少が疑われる時には，まず生理食塩水やマニトールのような高浸透圧の輸液を$500ml \cdot hr^{-1}$投与する[18]。心機能低下例ではドパミンの$1～5\mu g \cdot kg^{-1} \cdot min^{-1}$の持続投与を行う。それでも血圧が維持できない場合さまざまな原因が存在する。われわれが経験したなかに，高度貧血の存在や三環系抗うつ薬を内服していた症例がある。術前のHt値が30％以下のときはリンパ球を除去した洗浄赤血球輸血を準備する。保存2週間に近い血液やGVHD（移植片対宿主病：graft-versus-host disease）予防のための放射線照射をした血液製剤はK値が高いので避ける。少量の出血でK値が低ければ，濃厚赤血球でもよいがその時は頻回にK値を測定する。術中Ht値は30％くらいには保ちたい。

図V・4 麻酔経過

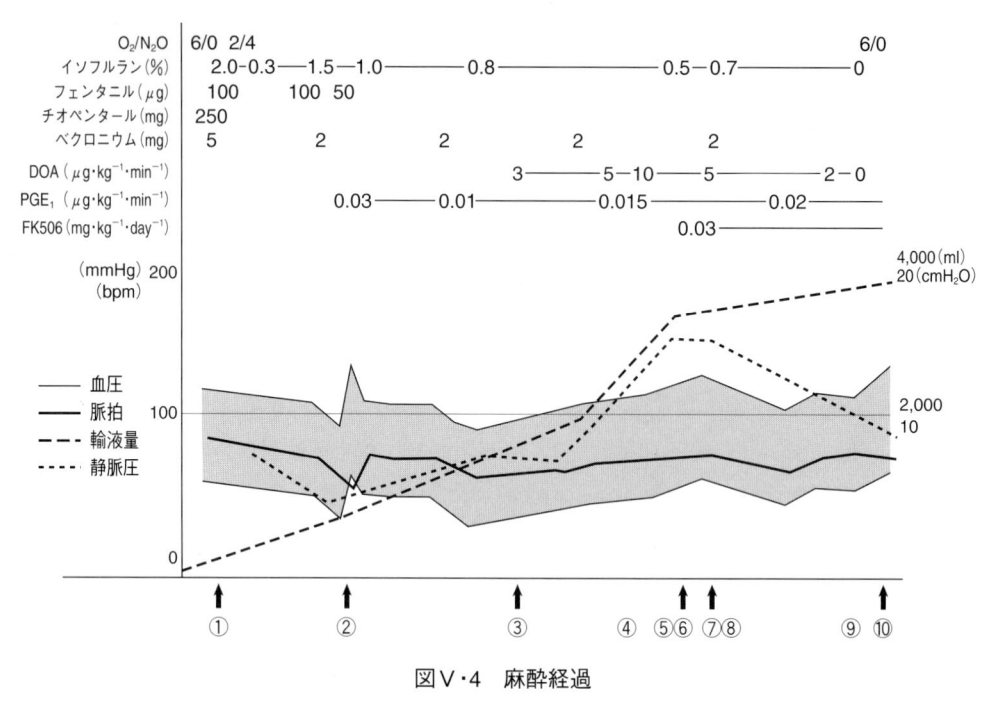

① 麻酔導入，② 執刀，③ ドナー腎動脈遮断，④ メチルプレドニゾロン250mg，⑤ マニトール90ml，⑥ 移植腎血流再開，⑦ 初尿，⑧ フロセマイド20mg，⑨ アトロピン1.0mg，ネオスチグミン2.1mg，⑩ 終了

e．その他

　代謝性アシドーシスが進行した場合には重炭酸水素ナトリウムで術前値を参考に半量補正する。たとえば，体重50kgの患者の透析後のBEが－2.8であり，術中のBEが－9.3であったならば，[(－9.3)－(－2.8)]×50×0.3/2 ≒ 45mEqを補正する。HCO_3^-が15mEq・l^{-1}，pH 7.25以下ではカテコラミンの作用減弱や不整脈が誘発されるため，血流再開前には血液ガスで必ず確認し補正しておく。また，術中K値が上昇することがある。摘出腎の灌流液として用いられるUniversity of Wisconsin液（献腎移植）とEuro-Collins液（生体腎移植）はどちらもK濃度が高く，血流再開とともに体循環へ流れ出すことがある。ECGではK値が高いとテントT波を認める。K値が高くなったらカリメートの注腸やGI療法（ブドウ糖5g：インスリン1単位）を行う。

　図V・4にわれわれの施設での麻酔症例を示す。症例は29歳，女性。学童期より蛋白尿を指摘され，11年前より腎性高血圧症にて食事療法開始，8年前より腎機能低下を認め血液透析を導入された。透析は3回/週，除水量は－2.5kg，現在Ca拮抗薬とβ遮断薬を内服中である。今回，父をドナーに生体腎移植目的で入院した。dry weight 45kg，手術当日朝の体重は45.5kg，前投薬はアトロピン0.5mg，ミダゾラム2mgを筋肉内投与し，チオペンタール250mg・フェンタニル100μgとベクロニウム5mgで導入・気管内挿管を行った。執刀の前

後でフェンタニルを150μg追加投与し，執刀時に血圧上昇を認めPGE$_1$を投与開始した。提供者の腎動脈遮断までに1,500mlの輸液を行い，その後投与速度を速め腎血流再開までに3,300ml（20.7ml・kg^{-1}・hr^{-1}）投与された。ドパミンは提供腎がバックベッドで処置をしている頃より投与開始し腎動脈吻合の開始とともに投与量を増加し血圧も上昇させている。副腎皮質ホルモンのメチルプレドニゾロン，マニトールも投与され，腎血流再開時のCVPは15mmH$_2$Oまで上昇している。初尿は3分後に認め，FK506の持続投与開始とともに尿の流出持続を目的にフロセミドが術中に投与された。

5. 特殊な腎移植例の麻酔管理

a. 心機能低下例の麻酔管理

腎不全患者では，前述のように長期にわたる前・後負荷や種々の尿毒性物質に曝されることにより心予備能力が低下している。尿毒症性心筋症と呼ばれる病態は拡張型心筋症類似の病態を呈し，左室の拡大と左室収縮能の低下を示すので術前の左室収縮能・拡張能の評価が大切である。心機能の低下は高度のときもあるがこの病態は腎移植で改善する[19)20)]。術前管理として心負荷軽減のため，透析管理を厳重にしdry weightの減少やシャントの閉鎖で前・後負荷の軽減をはかる。われわれの経験では数カ月にわたるこれらの術前管理でFSは平均0.17であったのが手術直前には全例0.24以上に改善した。このような症例では，適切な麻酔薬や循環補助薬の使用により導入時の血圧低下は切り抜けられるが，急速の容量負荷は容易に心不全，肺水腫を起こす危険がある。しかし，生体腎移植において移植腎に十分な血流量が得られなければ急性腎尿細管壊死を発症し，健康人ドナーからの移植腎機能は廃絶する。そこで，移植腎の機能を保つために腎血流再開までに末梢血管を拡張させながら徐々に輸液負荷を行う。モニターとして経食道心エコーでEFやCO，LVDd，LVDs，LAで心臓の動きと容量を，肺動脈カテーテルで心拍出量や肺動脈圧楔入圧をみながら循環補助薬を使用して容量負荷を行う。図V・5に低心機能患者の腎移植での経食道心エコー所見を示す。このような症例では，以下の薬剤が併用される。

ニトログリセリンは血管平滑筋に作用し，少量で末梢静脈での血液貯留を起こし前負荷を軽減し，大量で細動脈を拡張させて後負荷を軽減する。0.2〜2.0μg・kg^{-1}・min^{-1}で投与される。PDE Ⅲ阻害薬のアムリノンは心筋収縮力，心拍出量を増加させ，前・後負荷を低下し，さらに心筋酸素消費量を減少させるが平均血圧や心拍数には影響が少ない。アムリノンはニトログリセリンとの比較で同程度の血圧において心係数は大きく，肺・体血管抵抗は低くし移植腎機能には差がなかったとの報告がある[21)]。また，ミルリノンは腎血流量と尿量を増加させる[22)]。ヒト心房性利尿ポリペプチド（human atrial natriuretic peptide：hANP）は強力なNa利尿作用，血管拡張作用とレニン・アルドステロン分泌抑制作用を有する。hANPは腎血管の輸入細動脈を拡張し輸出細動脈を収縮させることにより，GFRを増

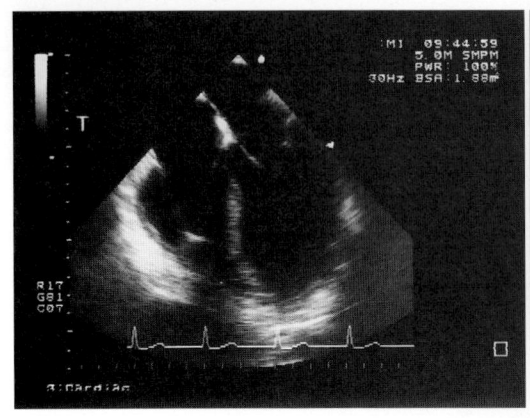

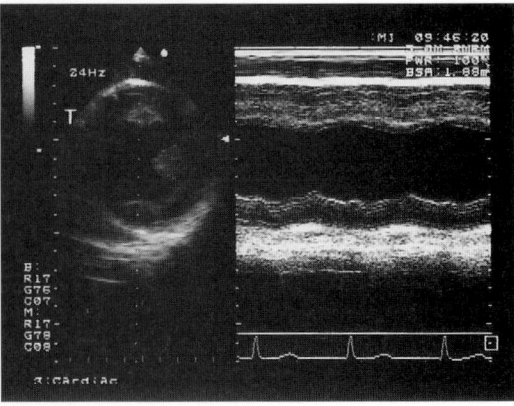

(a) 麻酔導入後

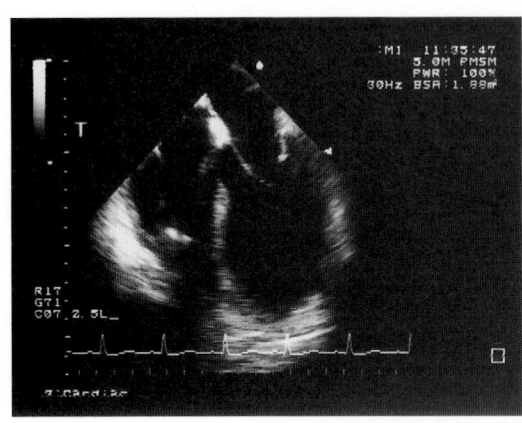

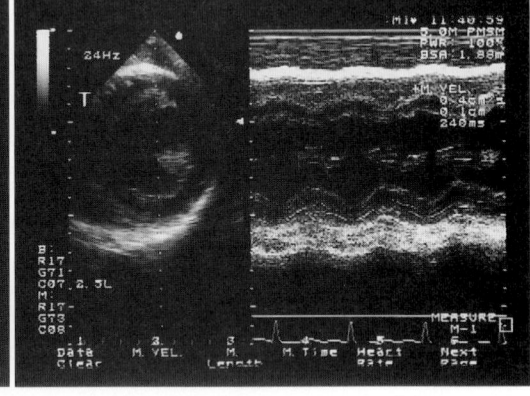

(b) 腎血流再開直前，PGE₁ とDOAを投与した状態

図V・5　輸液負荷に伴う経食道心エコー所見の変化
左：四腔断層像　右：短軸断層像，Mモード

39歳，男性。術前心エコーで左室のびまん性壁運動低下，LVDd 66，LVDs 54，EF 37%でDCMが疑われた。(a) から (b) へLVDdは6.1から6.2，LVDsは5.2から4.6へ，また，FSは14.6%から25.8%，COは7.0から15.4へと上昇し，輸液負荷による左室の拡大を認める。

加させる。また腎血流量を増加させ尿細管および集合管での水 Na の再吸収を抑制する。これは腎にある hANP の GC-A 受容体に作用し[23] hANP がホルモン様の利尿因子を放出させる結果ではなく，細胞レベルに直接作用し強力な Na 利尿作用をあらわすと考えられ，移植腎でも尿量増加が認められる[24]。死体腎移植での使用では，非使用群より急性尿細管壊死の発生が少なかったとの報告もある[25]。また，hANP の腎保護効果はカテコラミンによる血管収縮に対して拮抗作用を示すともいわれ[26]，今後積極的に使用されるであろう薬剤である。しかし，小児腎移植後に使用し，末梢血管プールの増加と児に相対的に大きい移植腎に利尿がついたことより循環血液量が急激に減少し，尿量が低下したとの報告[27]もあり，小児の使用には注意を要する。

表Ⅴ・5　血液型の組み合わせ

血液型一致	血液型不一致	血液型不適合
A→A	A→AB	A→O
		A→B
B→B	B→AB	B→O
		B→A
O→O	O→A	
	O→B	
	O→AB	
AB→AB		AB→A
		AB→B
		AB→O

b．ABO不適合の麻酔管理[28)29)]

　ドナーとレシピエントのABO型により表Ⅴ・5のような組み合わせがある。ABO不適合者間の腎移植は生体腎移植の約10％を占めている[30)]。ABO式血液型抗原は赤血球表面と同様に消化器，呼吸器および腎臓などの臓器に発現し，腎臓では動脈，静脈，糸球体係締および尿細管周囲の毛細血管の内皮細胞表面，遠位尿細管や集合管の基底膜の一部にA抗原B抗原が存在している。血管内皮細胞の血液型抗原にBリンパ球系が産生した抗A抗B抗体が付着することにより抗原抗体反応が起こり，これが血管内皮細胞障害（local DIC）を引き起こす。内皮細胞障害は血流再開による再灌流障害によっても助長される可能性もある。ABO不適合時の液性拒絶反応発症は血管障害を引き起こし，組織に虚血・壊死を起こすのでHLAを認識抗原とする細胞性拒絶反応に比べはるかに大きな障害を臓器に与える。そこでABO不適合や不一致例での免疫抑制療法は図Ⅴ・3のように，導入期の免疫抑制剤が強化されている。また，ABO不適合例では以下の方法を行う。

1）液体抗体（抗A，抗B抗体）除去

　血漿交換を行い，抗A抗B抗体価を8倍以下にする。全血漿交換の場合，レシピエントと同じ血液型の血漿では同一抗体が含まれているので，抗A抗B抗体を含まないAB型の血漿を用いる。しかし，未知の抗体が輸血される可能性もあり，置換液としてアルブミンリンゲル液を使用することもあり，この場合は凝固因子や蛋白の漏出を来すことがある。分画血漿交換の二重濾過血漿分離交換法（double filtration plasmaphresis：DFPP）は，理論的に分子量105～106のIgGやIgM分子は除去される。副作用として凝固因子の減少，アルブミン漏出による低蛋白血症がある。

2）脾臓摘出術

　脾臓は抗A抗B抗体の産生に大きく関与しているので摘出する。
　日本では国民的感情や宗教的思想に影響されてか，全腎移植の中での献腎移植が10～

20％以下と諸外国（80～90％）と比べ少ない（図Ⅴ・1）。このため，上記のようなリスクを伴ういわゆるマージナルドナーとしてABO不適合・不一致者間の腎移植も，貴重な肉親ドナーの意志を有効に生かすため現在，日本では積極的に行われている。ABO不適合の移植では，術前に体外循環による免疫調節のため低蛋白血症を来していることが多く，凝固因子は失われている。そのため周術期に出血傾向がみられ，脾摘も加わり手術時間も長くなり術中出血量は多くなる。われわれの経験からも輸血量，20％アルブミン投与量は適合症例に比べ有意に多い（表Ⅴ・4）。ABO不適合例では術中の輸血製剤としてドナー型またはAB型の凍結血漿とレシピエント型の赤血球製剤を用いる。

c．小児の麻酔管理[31)32)]

小児の慢性腎不全患者は年間100万人あたり1～2人と言われている。腎不全は成長・発達に大きな影響を及ぼす。身長は生後2年間で全身長の33％，大脳は1年間で50％が達成され，成長・発育の障害はGFRが$25～30ml\cdot min^{-1}\cdot 1.73m^{-2}$以下で始まる。そのため腎不全乳幼児では成長・発育障害が高度に生じやすく，後天性に比べて著明となる。腎不全乳児では痙攣，骨格筋の低緊張など中枢神経系の合併症が80～90％と高頻度に認められ，また，腎不全の進行とともに左室重量の増加と拡張障害を呈し拡張型心筋症類似の尿毒症性心筋障害も認める。成長・発達障害の他，これらの中枢神経系や循環器系の症状も腎移植により改善するため，早期の移植が望まれる。

小児腎移植の禁忌は，①前感作によりドナーに対する既存抗体を有する患児，②完治していない悪性腫瘍患児，③全身的かつ活動性の感染症を有する患児，④オキザローシスによる腎不全患児，などである。近年15kg以下の低体重児に対しても術前術後管理の進歩により腎移植が安全に行われるようになり，体重が6kgに達すれば成人ドナーからの移植は可能となった。われわれの施設での最小体重は7.1kgである。小児の腎移植麻酔のポイントは小児麻酔に関する一般的な注意点のほか，小さな体に大きな腎臓が移植されるため移植腎への腎血流量をいかに確保するかに留意することである。

術前管理では，小児腎不全の原疾患は，その半数が先天性の腎・尿路疾患によって占められているので下部尿路の検索が重要である。また移植前にCAPDカテーテル挿入や膀胱尿管新吻合などの頻回の手術がなされており，精神面での対応が大切となる。また，体重や骨盤の大きさで移植部位（腹腔内・腹腔外）が決定され，小さな患児ほど腹部大動静脈や総腸骨動静脈に移植腎の動静脈を吻合する腹腔内移植が選ばれる。腹部大動脈遮断では急激な血圧上昇，血流再開時の急激な血圧低下が起こる。そして，術後の消化管合併症の発現や術後の移植腎生検を鑑みても可能なかぎり腹腔外移植が有利であるため，われわれの施設では全例腹腔外で後腹膜を剥離し腹部大動脈，総腸骨動静脈に吻合している。

術中管理では，移植部位が腹腔内か腹腔外かは術中の不感蒸泄や腎血流再開時の循環動態に大きな影響を及ぼす。この点を考慮して，輸液管理は特にきめ細かく行われなければ

表V・6 移植部位による輸液量

	腹腔内への移植	腹膜外腔への移植
年齢（歳）	5.6 ± 0.5	10.4 ± 0.5
体重（kg）	13.6 ± 0.9	20.5 ± 3.3
麻酔時間（分）	510 ± 24	490 ± 24
輸液（ml·kg^{-1}·hr^{-1}）		
Crystalloid	35.0 ± 5.0	18.5 ± 4.5
Colloid	11.6 ± 0.9	5.7 ± 1.2
Total	46.6 ± 5.9	23.7 ± 5.7

(mean ± SD)

（大脇　明：腎移植の麻酔，小児麻酔の新しい流れ．三川　宏編．東京，克誠堂出版，1996，p127 より引用）

表V・7 小児腎移植の腎血流再開までの輸液量

体重による輸液量（ml·kg^{-1}·hr^{-1}）

	15kg 未満（n = 11）	15kg 以上（n = 39）
Colloid	5.6 ± 4.4	2.1 ± 2.2
Total	14.3 ± 4.9	14.4 ± 4.4

透析方法による輸液量（ml·kg^{-1}·hr^{-1}）

	CAPD（n = 22）	HD（n = 17）
Colloid	3.1 ± 2.1	1.3 ± 1.8
Total	13.5 ± 4.3	14.7 ± 4.9

(Mean ± SD)

ならない。表V・6に移植部位による輸液量の違いを示してある。PCWPを13～15mmHgを目安に輸液をしたところ，腹腔内への移植では輸液量が平均46.6ml·kg^{-1}·hr^{-1}であり，腹腔外への移植では23.7ml·kg^{-1}·hr^{-1}となっている[7]。このように小児の腎移植では成人に比べ多量の輸液負荷が必要となり，10kg未満の幼小児では30ml·kg^{-1}·hr^{-1}が必要といわれる。モニターとしてのCVPは幼小児では術操作により容易に変化しやすいため，肺動脈楔入圧が望ましい。晶質液ではthird spaceに失われやすいため輸血でHtを高め（30～35％）に保つとともに，膠質液のアルブミンや新鮮凍結血漿も循環血液量の維持，肺水腫の予防や止血効果の見地から用いられる。われわれの施設では全例腹腔内への移植のため，15kg未満でも腎血流再開までの輸液量は平均14.3ml·kg^{-1}·hr^{-1}で，15kg以上の14.4ml·kg^{-1}·hr^{-1}と差はなかったが，15kg未満の患児では膠質液の量が有意に多かった。また，CAPD患児では術後に原因不明の大量の腹水貯留が出現することがあるといわれるが，術中輸液量においても，CAPD患児ではHD患児より膠質液の投与量が有意に多かった（表V・7）。10kg未満の小さな患児や心機能の低下している患児がこのような多量の輸液負荷に耐えられるかを判断するため術前に水負荷試験を行うこともある。成人の腎血流量は600～700ml·min^{-1}で

ありこの腎血流量を得るためには心拍出量が約 $3.0 l \cdot min^{-1}$ 必要である．乳幼児が水負荷により心不全に陥ることなく $3.0 l \cdot min^{-1}$ の心拍出量が得られるかを心カテーテル検査と心エコーで判断する．また，小児では腎保存液による高K血症や，大動脈・腸骨動脈の遮断解除によるアシドーシスになる危険が高い．腹腔内移植では腸管が腹腔外に露出するため，また，冷却した腎臓が移植されるため，体温の低下に注意を要する．

d．献腎移植時の管理

献腎移植は献腎の申し出があった場合，日本臓器移植ネットワークでレシピエントが選択され，再度レシピエントの透析病院でインフォームドコンセントの後，術前検査や術前透析が移植希望登録病院で行われる．麻酔法，麻酔薬，モニターは生体腎移植と同様で管理も基本的には生体腎移植と同様である．しかし，献腎移植は緊急手術であるため，術前に時間をかけた透析管理が行えず水分/電解質バランスの適正化や貧血の是正が行えない．また，透析歴が長く（表V・4）循環予備力の低下した患者が多いにもかかわらず，透析病院と移植施設が同一でないため，合併症や心機能の把握が十分にできず可能な負荷容量の判断が困難な場合が多い．また，移植腎機能の回復は採取時の虚血状態に依存し，摘出腎のほとんどが急性尿細管壊死を合併しているため初尿が認められないことが多い．そのため，不適切な容量過負荷は肺水腫や心不全を招くためCVPを参考にしながら輸液を行う．往々にして生体腎移植ほどの容量負荷が行えず，術中に初尿が認められないことが多い．腎臓の温阻血時間の許容範囲は30〜60分で，脳死下で摘出されれば温阻血時間は非常に短く，急性尿細管壊死の発症が少ない．わが国においても脳死ドナーからの献腎移植が行われるようになり，生体腎移植に匹敵する良好な術後経過が認められる．

e．膵・腎同時移植の麻酔管理

1997年の透析患者の33.9％が糖尿病性腎症による腎不全であり，糖尿病性腎症を原疾患とする透析患者は年々増加している[33]．糖尿病で腎不全を併発した患者の5年生存率は59.8％，10年生存率は37.7％と低い[34]．われわれの施設では60歳以下の透析療法中のⅠ型糖尿病でインスリン分泌は欠如しているが，著しいインスリン抵抗性のない糖尿病患者を膵・腎同時移植の適応としている．脳死ドナーから提供される膵臓と腎臓は移植後ただちに機能することが期待できる．

麻酔科的リスクは緊急手術に加え重症糖尿病のリスクが加わる．糖尿病に合併する心血管系の病変は手術の危険度を高め，ステロイド投与は血糖管理を困難とする．手術はまず膵臓の動脈と門脈を左（または右）の腸骨動静脈に吻合し十二指腸と膀胱または空腸を吻合する．ついで右（または左）の腸骨動静脈に腎臓を移植する．術中は血糖値・内因性インスリン・C-ペプタイド（Serum-C-peptide reactivity）を適時測定しながらインスリンを投与する．高血糖は拒絶反応のリスクを高めるため血糖管理は重要である．膵は阻血に比較

的強い臓器であり，保存状態が良好であればインスリンの分泌は手術中から認められる。われわれの施設での8例ではC-ペプタイドは移植後30分頃には上昇しはじめ約6時間で安定した値が得られた。一方，血糖値はすぐには低下せず数時間要しインスリン不要には最高18日要した。血管吻合の面からは腎移植と類似しているが手術時間は腎移植だけの場合に比べて長時間となる（表V・4）。膵では術後の血栓形成が多いとされているので術中からの輸液管理はより慎重に行わなければならない。

【参考文献】

1) 西 愼一：術前の管理，腎移植ハンドブック．東間 紘ほか編．東京，中外医学社，2000, pp108-114
2) Yee J, Parasuraman R, Narins RG : Selective review of key perioperative renal-electrolyte disturbances in chronic renal failure pationts. Chest 115 : S149, 1999
3) Vandam LD, Harrison JH, Murray JE, et al : Anesthetic aspects of renal homotransplantation in man. Anesthesiology 23 : 783, 1962
4) Yaster M, Koehler RC, Traystman RJ : Interaction of fentanyl and nirous oxide on peripheral and cerebral hemodynamics in newborn lambs. Anesthesiology 80 : 364, 1994
5) Aronson S, Thistlethwaite RJ, Walker R, et al : Safety and feasibility of renal blood flow determination during kidney transplant surgery with perfusion ultrasonography. Anesth Analg 80 : 353, 1995
6) Behnnia R, Koushanpour E, Brunner EA : Effects of hyperosmotic mannitol infusion on hemodynamics of dog kidney. Anesth Analg 82 : 902, 1996
7) Graybar GB, Tarpey M : Kidney transplantation, Anesthesia and Organ Transplantaion. Edited by Gelman S. Philadelphia, Saunders, 1987, pp61-110
8) Carlier M, Squifflet JP, Pirson P, et al : Maximal hydration during anesthesia increases pulmonary arteril pressures and improves early function of human renal transplants. Transplantation 34 : 201, 1982
9) Aronson S, Blumenthal R : Perioperative renal dysfuntion and cardiovascular anesthesia : Concerns and controversies. J Cardiothorac Vasc Anesth 12 : 567, 1998
10) Kamm DE, Levinsky NG : The mechanism of denervation natriuresis. J Clin Invest 44 : 93, 1965
11) Gelman S : Renal protection during surgical stress. Acta Anaesthesiol Scand Suppl 110 : 43, 1997
12) Westman L, Hamberger B, Järnberg P-O : Effects of ephedrine on renal function in patients after major vascular surgery. Acta Anaesthesiol Scand 32 : 271, 1988
13) Vargas AV, Krishnamurthi V, Masih R, et al : Prostaglandin E_1 attenuation of ischmic renal reperfusion injury in the rat. J Am Coll Surg 180 : 713, 1995
14) 村田眞和，花岡一雄，島田康弘ほか：全身・硬膜外併用麻酔下の上腹部手術におけるプロスタグランジンE_1の臓器保護効果．麻酔 46 : 464, 1997
15) 横野 諭：腎虚血再灌流時のエネルギー代謝とウリナスタチン．Theraputic Res 19 : 3580, 1998
16) 一色 淳：腎循環管理．麻酔 46 : S68, 1997
17) Martin SJ, Danziger LH : Continuous infusion of loop diuretics in the critically ill : A review of the literature. Crit Care Med 22 : 1323, 1994
18) Gong R, Lindberg J, Abrams J, et al : Comparison of hypertonic saline solutions and dextran in dialysis-induced hypotention. J Am Soc Nephrol 11 : 1808, 1993

19) Hüting J : Course of left ventricular hypertrophy and function in end-stage renal disease after renal transplantation. Am J Cardiol 70 : 1481, 1992
20) Parfrey PS, Harnett JD, Foley RN, et al : Impact of renal transplantation on uremic cardiomyopathy. Transplantation 60 : 908, 1995
21) 奥野恭嗣，真下　節，高階雅紀ほか：生体腎移植手術におけるアムリノン・ドパミン・併用投与の循環動態に及ぼす効果．麻酔 46 : 87, 1997
22) Woolfrey SG, Hegbrant J, Thysell H, et al : Dose regimen adjustment for milrinone in congestive heart failure patients with moderate and severe renal failure. J Pharm Phamacol 47 : 651, 1995
23) 大沼規男，石原高文：心房性ナトリウム利尿ポリペプチドの生物活性．ホルモンと臨床 33 : 337, 1985
24) 佐々木順司，山本理恵，津隈崇志ほか：生体腎移植レシピエントに対するヒト心房性利尿ポリペプチドの効果．日臨麻会誌 18 : 698, 1998
25) Gianello P, Carlier M, Jamart J, et al : Effect of 1-28 α-h atrial natriuretic peptide on acnte renal failure in cadaveric renal transplaptation. Clin Transplant 9 : 481, 1995
26) Shaw SG, Weidmann P, Hodler J, et al : Atrial natriuretic peptide protects against acute ischemic renal failure in the rat. J Clin Invest 80 : 1232, 1987
27) 永渕弘之，高橋和浩，秋岡祐子ほか：α hANP投与が無効であった腎移植後低体重児の一例．集中治療 11 : S1, 1999
28) 高橋公太：ABO血液型不適合腎移植．移植 33 : 145, 1998
29) Tanabe K, Takahashi K, Sonda K, et al : Long-term results of ABO-incompatible living kidney transplantation. Transplantation 65 : 224, 1998
30) 高橋公太：ABO血液型不適合腎移植―アンケート調査結果報告―．今日の移植 12 : 642, 1999
31) 宍戸清一郎：腎移植の術前・術後（早期）管理．小児看護 20 : 743, 1997
32) 大脇　明：腎移植の麻酔，小児麻酔の新しい流れ．三川　宏編．東京，克誠堂出版，1996, p127
33) 日本透析医学会統計調査委員会：わが国の慢性透析療法の現況（1997年12月31現在）．透析会誌 32 : 1, 1999
34) 馬場園哲也，寺岡　慧，武田将伸ほか：糖尿病性腎不全に対する腎移植の予後に関する研究．糖尿病 38 : 347, 1995

C 腎移植患者の術後管理

池田みさ子,田辺一成,鈴木英弘

　移植患者の術後は,移植直後の合併症や拒絶反応・感染症を起こしやすい周術期,導入期(3カ月まで)および免疫抑制薬が減少し社会復帰も始まる維持期(3カ月以上)の大きく3つの時期に分けられる.

　術後管理のポイントは,臓器機能が発揮できるように移植腎の機能を保ちながら拒絶反応の可能性を最小限にすることと,術後合併症(外科的・免疫抑制療法によるもの,透析療法に関連したもの)を早期に発見し対処することである.麻酔科医が接する機会が多いのは周術期の管理で,導入期は重症感染症の集中治療で,維持期は妊娠分娩の管理や悪性腫瘍などの手術時である.

1. 周術期[1]

　腎移植術後の術後管理で一般的な術後管理と異なることは,輸液管理と免疫抑制剤が投与されているための感染予防に努めることである.また,長期透析患者では,移植に対する期待や不安が大きく精神的ケアが必要であり,「荷おろしうつ病」といわれるうつ状態になる例もあり精神科医との連携が大切である[2].

a. 輸液管理

　生体腎移植では温阻血時間が数分,全阻血時間も1時間以内ですむことが多いので,血流開始後より利尿がつき手術直後は多尿となる.この時期には低Na血症や低K血症を引き起こさないように気をつける.また,利尿により脱水が高度となると急性尿細管壊死に陥る場合もあるため,厳重な体液管理が必要である.手術直後の多尿は,阻血による近位尿細管系の障害によりNaの吸収が損なわれ,それに伴う利尿と考えられる.Kの排出は尿中Na/K比が保たれていれば,遠位尿細管は比較的よく機能していると考えられている.そのため手術直後の輸液は,尿量を1時間ごとに測定し前の1時間の尿量と同量の輸液を次の1時間に行う.術直後は他の手術と同様に血液一般・生化学検査・血糖の測定は必要である.浮腫や静脈の張り具合,胸部X線,尿中の電解質(Na, K, Cl)・尿中尿素窒素・尿中クレアチニン・尿比重に留意し,これらの値を参考にしながら輸液の電解質組成・量を決定する.維持輸液は1号輸液とし尿量分は電解質の変化に応じて生理食塩水,乳酸リンゲル液,3号輸液などを用いる.1号・3号輸液では血糖に,生理食塩水が多量の時はアシドーシスに注

意する．輸液が十分と考えられるのに時間尿量が100ml・hr^{-1}以下のときには利尿薬を使用する．第3病日頃より経口摂取が可能になるので，経口摂取の増加に伴い輸液量は徐々に減らし尿量測定の間隔をのばし，早期離床（4日目頃）をはかる．移植腎機能は1週間前後でほぼ正常化するので，拒絶反応が起きなければ輸液期間は1週間が目安となる．

　献腎移植ではimmediate functionが得られることは少なく，移植腎の急性腎不全により1～3週間くらい無尿あるいは乏尿となることがある．術後24時間は透析をしないですむように手術前には必ず透析を行う．術直後の輸液はおよそ50ml・hr^{-1}の1号輸液とする．術後しばらくは透析（メシル酸ナファモスタットや低分子ヘパリンを抗凝固薬として用いる）が必要である．この時の除水はdry weightより5%くらい多めとするが数週間経過すると利尿がつき移植腎機能が回復するので，データをみながら透析を続ける．持続的に1,000ml/日を超える尿が得られ，Cr10以下，BUN100以下，K値正常で溢水がない場合は利尿薬投与で経過を観察する．無尿あるいは乏尿の期間に高K血症を呈した場合には，カリメートの注腸やGI療法を行う．この間患者の体重測定は重要でありその変化をみながら，そして全身状態を良好に保つため食事や水分の制限は行わず頻回の透析を行う．また，症例によってはアルブミンや凍結血漿などの血液製剤や高カロリー輸液が必要となる．

b．術後使用薬

　腹膜外の手術であることより疼痛は比較的軽度である．非ステロイド性抗炎症薬（NSAID）は腎機能を悪化させるため，できるだけ使用頻度を少なくしている．ペンタゾシン，メペリジン，ブプレノルフィン座薬は使用可能である．硬膜外カテーテルが挿入されている場合は局所麻酔薬による術後疼痛管理に有効である．アミノグリコシド系抗生物質は腎機能を悪化させる．アスポキシシリン，セフォチアムなどを選択する．ニューモシスティス・カリニやサイトメガロウイルス（CMV）の予防にST合剤とガンシクロビル投与は1週目頃から始める．

　われわれの施設での免疫抑制薬の使用方法を図V・3に示す．生体腎移植では，シクロスポリンの初期目標血中濃度は250～300mg・ml^{-1}に設定し，献腎移植では150～200mg・ml^{-1}の低目に設定している．

c．術後早期の合併症

1）無尿・乏尿

　拒絶反応や急性尿細管壊死の他，水腎症，腎血管閉塞などで起こる．鑑別診断は，エコーやドップラーエコー法が有効である．診断のポイントは尿路閉塞や血流低下の有無が大切であり指標としてRI（resistive index）が有用である．移植腎が急性尿細管壊死を発症した場合には透析を行い腎不全状態の改善をはかる．このとき水を引きすぎると腎前性急性腎不全の状態となってしまうのでdry weightを基準に行う．また，典型的な急性拒絶反応

には，免疫抑制剤の強化投与を行う．しばしば38℃の発熱と血小板の減少，移植腎部の腫脹で始まり，移植腎破裂が急性拒絶反応に続発することがありこの時は大量出血を来す．出血による膀胱タンポナーデ，尿管・尿路閉塞，動脈血栓症，静脈血栓症，腎破裂などでは再手術を行う．

2）発 熱

ステロイドを大量に使用しているため発熱はあまりみられない．発熱時には，まず通常通り感染症を疑う．それ以外では促進型急性拒絶反応では，一過性の高熱がみられる．

3）その他

外科的合併症として，出血は血管吻合部，移植腎生検部，腎門部脂肪組織，移植腎破裂などでみられ，ただちに再開腹が行われる．血尿，尿漏，尿閉，液漏などでも外科的処置がとられることがある．一般的な管理としては，体位変換や体動（移植側の大腿の屈曲など）による機械的な移植腎圧迫をさけることが重要である．また，大量輸液，術前よりの高血圧，ステロイドの影響で高血圧がしばしばみられる．降圧薬としてニフェジピン，ニカルジピンなどのCa拮抗薬を用いるが，これらの薬剤はシクロスポリンの血中濃度を上昇させるので使用にあたり注意が必要である．また，術後1週間頃Ht値が低下し貧血状態となるが，腎機能が良好な場合は鉄剤投与により約1カ月で改善する．

2. 導入期

免疫抑制剤が維持量になるまでの移植後3カ月をさす．この時期は拒絶反応の抑制と治療，合併症や薬剤の副作用の予防に重きをおく時期である．

この時期は急性拒絶反応およびシクロスポリン（CYA）やタクロリムス（FK506）などによる急性腎毒性の好発時期である．これら薬剤の正確な血中濃度の維持が拒絶反応の予防と腎毒性の防止に極めて重要であるといわれている．そのため腎機能（血清クレアチニン値，BUN，電解質，検尿，尿定量）の厳重なチェックと薬剤の血中濃度を測定し目標濃度となるよう細かに調節することが必要である．

タクロリムスは術後15〜90日間の目標血中濃度は$10〜15 ng\cdot ml^{-1}$で，それ以降は$5〜10 ng\cdot ml^{-1}$とする．タクロリムスはその強い免疫抑制作用により，免疫抑制薬の中でも副作用の多いステロイドを減量ないしは中止できる例がシクロスポリンよりも多く，高血圧，高脂血症などの合併症もシクロスポリンよりも少ないことから近年タクロリムスが主流となっている．

合併症としての感染症の頻度は免疫抑制療法の進歩により以前に比べ低下しているが，腎移植患者の死因としてわが国でも欧米でもいまだ第1位を占めている．日和見感染が主であるが，原因は免疫抑制療法による宿主の感染抵抗力の低下である．この時期に感染症に罹患すると重症である．細菌，CMV，Epstein-Barr（EBV），アデノウイルス，真菌など

の他，ヘルペスウイルスやHCV，原虫，結核など多岐にわたる．なかでもCMV感染症は，発熱で始まり白血球・血小板の減少が認められ，頻度が高く治療が遅れると致命的になることから特に重要である．CMV肺炎は胸部X線に所見がみられる前にPa_{O_2}の低下，胸部CTで間質性肺炎像を示す．近年CMVアンチゲネミア法で早期より診断可能で，治療薬のガンシクロビルを開始できるため少なくとも週1回のチェックは必要である．肺炎などの人工呼吸管理において，PEEPは交感神経反射により腎機能を低下させるといわれているが，交感神経が遮断されている移植腎では15cmH_2OのPEEPで平均血圧と心拍出量は減少するが腎血流量を減少させない．腎排泄能は腎灌流圧に依存するため，肺にうっ血像がみられた場合は血圧（腎灌流圧）が保てればPEEPは有効である[3]．

移植後の腎障害は免疫抑制効果の強いCYAやタクロリムスの使用による急性毒性の他，薬剤による間質性腎炎，再発性腎炎の巣状糸球体硬化症など移植後腎症と呼ばれるものが増加している．また，この時期にも手術手技に基づいた外科的合併症がみられる．吻合部狭窄，尿浸潤，尿漏れや拒絶反応による腎破裂などがあり，必要に応じて超音波検査などを行う．

腎生検は手術中，術後2〜4週のプロトコール生検の他，腎機能低下時に診断のため行われる．成人では局所麻酔で行われるが，小児では全身麻酔で行われることがある．手術時と同様に腎機能保護に留意する．

3. 維持期

この時期は感染症の好発期も過ぎ，急性拒絶反応も起こりにくくなり，再発性腎炎，高血圧・高脂血症などの生活習慣病，白内障・糖尿病・大腿骨頭壊死などの免疫抑制剤の副作用の他，慢性感染症，悪性腫瘍や慢性拒絶反応の問題がでてくる．また，若い女性では結婚後妊娠の問題もある．

移植腎の糸球体腎炎は，①原病の再発（再発性腎症），②新たな腎炎（de novo），③腎提供者からの持ち込みに分けられる．①再発性腎症は巣状糸球体硬化症，IgA腎症，膜性増殖性腎炎などで多い．②de novo腎炎は移植後膜性腎症の頻度が高い．③わが国の持ち込み腎症は，無症状のIgA腎症が腎提供者から持ち込まれることが多い．慢性拒絶反応や再発腎炎などの早期発見のため，血清クレアチニン，BUN，尿蛋白定量などの検査を2週から1カ月に1回の来院時に行う．微量アルブミンの定量は特に早期の腎機能障害の発見に有用である．生活習慣病としての高尿酸血症，糖尿病，高脂血症などが発症しやすく，高血圧は拒絶反応，免疫抑制剤，移植腎動脈狭窄，自己腎の影響の他，移植後の高脂血症が原因となる．免疫抑制剤の副作用は，易感染性のほか，ステロイドや免疫抑制薬による耐糖能の低下により糖代謝と脂質代謝異常，アザチオプリンやCYAによる薬剤性肝障害が多い．白内障や骨代謝異常はCYA導入により併用するステロイドの量が1/3に減少されたが，

いまだステロイドによる白内障は散見される。また，同様の理由で大腿骨頭壊死も近年減少はしたものの移植後1～2年に発症しやすい。貧血はアザチオプリンの骨髄抑制により白血球減少を伴って起こる。移植数週後からみられる進行性の移植腎機能の低下，蛋白尿，高血圧を呈する病態は慢性拒絶反応とよばれ，われわれの施設での移植腎喪失の原因の44.8％で第一位である。免疫学的因子のほかドナーとレシピエントの体格比（Kw/Bw）より生ずるglomerular hyperfiltrationやドナー年齢などの非免疫学的因子が原因といわれている[4]。

移植患者では悪性腫瘍の発生率が健康者に比べ4～5％と高率である。悪性リンパ腫，皮膚癌などの他，消化器癌，自己腎癌などの手術適応となる癌の発生率も高い。また，腎移植後妊婦の妊娠子宮は物理的に移植腎や尿管を圧迫することもある。腎移植後妊婦では妊娠中毒症の発症率は健常者の4倍高く，帝王切開率も高い。

腎移植後の患者の麻酔に際しては，免疫抑制剤の投与量，副作用に留意するだけでなく，尿量が十分得られていても正常の腎機能を有しているとは限らず，血清Cr値，BUN，電解質，検尿，尿蛋白定量の検査を行い，患者の腎機能を正確に把握して腎機能保護に努めた麻酔方法，麻酔薬を選択する。

【参考文献】

1) 斎藤俊弘：術直後の一般的管理, 腎移植ハンドブック. 東間　紘ほか編. 東京, 中外医学社, 2000, pp126-132
2) 春木繁一：透析, 腎移植の精神医学. 東京, 中外医学社, pp1-170, 1990
3) Jacob LP, Chazalet JJA, Payen DM, et al : Renal hemodynamic and functional effect of PEEP ventilation in human renal transplantations. Am J Respir Crit Care Med 152 : 103, 1995
4) 東間　紘：移植腎の長期予後を左右する要因, 腎移植ハンドブック. 東間　紘ほか編. 東京, 中外医学社, 2000, pp249-255

D 生体腎移植での臓器提供者の管理

池田みさ子, 鈴木英弘

　麻酔による合併症は, 悪性高熱症・低血圧や脊椎梗塞などの重篤なものから, 挿管時の歯裂損傷や体位による神経麻痺などさまざまあるが, 臓器提供者は肉体的には健康であるため, 術後も術前と同様の社会生活を営めなければならない。しかし近年安全性の高い麻酔薬や筋弛緩薬が開発され麻酔技術の進歩もあるが, いまだ絶対安全といえる麻酔薬や麻酔方法は存在しない。また, 臓器提供者の複雑な精神的背景を考慮しなければならず術前訪問時も含め言動にも十分な注意が必要となる。安全を最優先し採取腎, 残存腎の機能を保存することが大切である。

1. 臓器提供者の条件[1]

　生体腎移植での臓器提供者は日本臓器移植ネットワークの適応基準（表V・1）のみでなく, 提供者の自発的な意思決定による腎提供, 一側腎摘出に伴う危険性についての十分な理解など心理的, 倫理的条件をみたしてなくてはならない。

　原則として血縁者で20～55歳以下が望ましいが, 本人の希望があれば70歳以上でも提供者となりえる。しかし, 腎移植臨床登録集計（2000）-Ⅱによるとドナー年齢が60歳以上, HLAミスマッチ数でDRミスマッチ数の0と1の群が予後因子と報告されている[2]。もちろん提供者は, 進行性疾病, 急性感染症, 重症高血圧, 糖尿病などの全身性疾患がなく, 腎疾患（腎結石, GFRの低下, 顕微鏡的血尿, 蛋白尿）の既往やCT, IVPなどで腎奇形や泌尿器科的異常がなく, その他の成人病もない腎機能の正常な場合である。妊娠歴のある人では妊娠中毒症の有無もチェックする。HIV陽性, 嚢胞腎の家族歴, IgA腎症, SLEを有する者は臓器提供者にはなれない。

2. 術前管理

　術前検査は通常の全身麻酔を行う時と同じように, 理学的所見としての身長・体重や下顎・頚部の状態の観察, 血圧, 脈拍, 呼吸数, 体温などと, 血液一般・血液生化学・尿一般・出血凝固系・心電図・胸部X線などである。前投薬は健常人に用いる使い慣れた薬剤と方法でよい。腎摘出時の腎臓が十分に機能している状態が好ましいので, 脱水は避け必要に応じて術前輸液を行う。われわれの施設では, 術前夜から晶質液を60～80ml・hr^{-1}投与している。

3. 麻酔方法・術中管理

　モニターは原則として血圧，心電図，パルスオキシメータ，体温，尿量，呼気ガスなどの非観血モニターのみとする。麻酔法は全身麻酔単独または硬膜外麻酔併用のどちらの方法でもよい。全身麻酔薬に禁忌はないが体内代謝の少ないものや肝腎障害の可能性のないものを用い，イソフルランやNLAが勧められる。われわれの施設では，臓器毒性の少ないNLA麻酔を用いている。実際には，導入時にミダゾラム0.25mg・kg^{-1}，フェンタニル4～10 μg・kg^{-1}を投与し総量としてミダゾラム0.3mg・kg^{-1}，フェンタニル10～15 μg・kg^{-1}を用いている。この量で術中の循環動態は安定し術中覚醒もなく，手術終了後の覚醒も速やかで術後遷延する呼吸抑制は認められない。腎の神経支配はT10-L2であり局所麻酔法でも行える。皮膚の切開位置も考慮するとT4-L2の範囲をカバーしなくてはいけない。硬膜外麻酔はT1-2の高位まで効かせると腎血流の自動調節能およびレニン・アンギオテンシンの遊離が抑制され，T4-10の神経ブロックで腎血流量の減少が起こる。また，交感神経遮断により静脈のうっ滞や血圧低下や腎血流量の減少に注意することが重要である。われわれは，硬膜外カテーテルはT9/10またはT10/11より挿入し腎摘出までは，血圧，腎血流維持に努め腎摘出後より局所麻酔薬の投与を行う。術後疼痛緩和にも使用する。

　体位は腎摘位であるので，下側の腕神経叢の圧迫には十分に注意する。また，手術操作により開胸となることもある。

　腎血管収縮を予防するため血圧とPa$_{CO_2}$は正常に保つ。膀胱留置カテーテルを挿入し，濃縮尿を認めたら輸液量を増加し尿量は少なくとも1～2ml・kg^{-1}・hr^{-1}を確保する。高および低炭酸ガス血症，低酸素血症は腎血流を減少する。腎血管剝離，尿管切断後の腎摘出前に尿量維持，腎のスムーズな血流の維持，管内のいくつかの破片を流すためにマニトールを使用し，尿流出を維持した状態にする。陽圧呼吸と大量の麻薬は尿量を減少するが，補液とマニトールで対応可能である。腎動脈硬化が強かったり術操作で腎動脈がスパズムを起こした場合には，血栓予防のため，腎摘出前にヘパリンを投与することがある。このときはプロタミンで中和する。腎摘出後，片腎となって尿排泄予備力が低下しても，通常は正常の腎機能維持は可能である。腎摘出前のマニトール使用の影響で多尿となることが多いため，術中のバランスを考え輸液量を調節する。

4. 術後管理

　健常な腎への輸液負荷，利尿薬投与のため，多くの症例では尿流出量が多い。また，手術終了後のX線で下側肺うっ血や無気肺を認めることがある。術後疼痛管理は，硬膜外カテーテルより鎮痛薬の持続投与を行い離床可能となるまで使用する。第1病日には尿量・浮

腫の有無を参考に輸液投与を100〜150ml・hr^{-1}に，第3病日には輸液は中止，第7〜8病日には退院となる。腎移植は腎不全患者に対する治療である。しかし，生体腎移植では腎提供者がいてはじめて成り立つ医療であることを忘れずに，提供者の負担は最小限にとどめることが大切であり，早期退院も今後考慮していかなければならない。

おわりに

腎移植は1954年にハーバード大学において一卵性双生児の兄弟間に行われた[3]。これが現在につながる世界第1例といえる。1950年代に行われた約30例の腎移植では，一卵性双生児以外は生着しなかった[4]。臓器移植において大きな障壁は免疫反応によって引き起こされる拒絶反応である。近年，免疫抑制薬の進歩により周術期の超急性拒絶反応は激減し，透析技術や腎保護薬の向上により術直後の急性尿細管壊死も乗り越えられる症例が増加してきた。そして，われわれ麻酔科医は慢性拒絶反応により腎機能が低下している腎移植後患者の麻酔管理にあたるチャンスが増えてきた。日本では脳死移植導入が遅かったため，生体・心臓死ドナーの臓器移植であるため，免疫抑制薬に関する新しい薬の開発・研究が盛んであり，免疫寛容に向けての取り組みも盛んである。近年，透析患者の増加に伴い，また，免疫抑制療法の進歩により腎移植の適応も拡大され，特定施設の医者のみがかかわる医療ではなくなっている。腎移植の麻酔では，慢性腎不全の病態生理を把握し，個々の患者における合併症や透析管理状態を正確に把握することが大切である。術中は血圧維持や腎血流維持のため，腎保護作用のある薬剤を駆使して，また，手術侵襲から患者を守る術中管理を行わねばならない。生体腎移植の腎提供者に対しては，患者ではなく健康人が体に傷をつけ片腎になることをふまえ麻酔管理を行うべきである。

【参考文献】

1) 福田康彦, 土肥雪彦：腎臓移植におけるドナー選択, 腎移植の知識. 福田康彦ほか著. 大阪, 医学書房, 1994, pp 53-64
2) 日本腎移植臨床研究会：日本移植学会腎移植臨床登録集計報告(2000). 移植 36：87, 2001
3) Merrill JP, Murray JE, Harrison JH, et al : Successful homotransplantation of the human kidney between identical twins. JAMA 160 : 277, 1956
4) McGeown MG : History of renal transplantation, Clinical Management of Renal Transplantation. Edited by McGeown MG. Kluwer Academic Publishers, 1992, pp 1-8

骨髄移植
―骨髄提供者の麻酔管理―

滝口　守

はじめに

　骨髄提供者は3種類に分類される。①骨髄バンクドナー，②移植患者の血縁者，③患者本人である。骨髄バンクドナーは，善意の第3者が本人の意思によって，骨髄バンクに登録しておいて，HLAの一致する患者が必要とするときに，骨髄を提供する人達である。血縁者は，白血病，再生不良性貧血，先天性免疫不全などの患者の血縁者でHLAが一致し，骨髄提供に同意する人達である。患者本人は，自分の疾患の治療のために化学療法や放射線療法を行う必要がある場合に，その療法のために造血幹細胞が破壊され，減少を来したときのために，本人の骨髄を採取する人達である。いずれにせよ，麻酔管理上は，他の手術の麻酔と基本的に異なっている訳ではない。ただしできるだけ侵襲を少なくして，かつ安全には特に配慮が必要である。ここでは，骨髄バンクドナーを中心に，自験例を加えて説明する。

1. 骨髄バンクドナー

a．検査データ

　骨髄バンクに登録する時点で，未成年者と高齢者は除外されているし，疾患を持つ人も除外されている。本来異常のない人達であるが，時には血液検査で正常限界をわずかに越えていることがみつかることもある。経過を追って再検査で判定することになる。

b．インフォームドコンセント

　骨髄提供の過程全体の他に，麻酔についても十分なインフォームドコンセントが必要である。すでに，コーディネーターから，麻酔に関してもある程度の説明は受けているので，ドナーの理解は早い。麻酔科との面談では，死亡したドナーの例についても，きちんと説明する。これまでの報告では全世界で4例である。日本では，骨髄バンクドナーの死亡例

はない．

　局所麻酔でも，脊椎麻酔でも，硬膜外麻酔でも，全身麻酔でもドナーがどの麻酔法を希望しても，受け入れる態勢になっていなければならない．脊椎麻酔後の難治性の頭痛，硬膜外麻酔でくも膜を穿刺したため頭痛が続き，治療が必要になって，入院が長引いた症例があったことも話をする．全身麻酔以外で始めて，途中で意識をとることは，腹臥位であるから危険を伴うので，最初から全身麻酔にする方がよいことも説明する．担当する麻酔科医は，経験の豊かな専門医で，決して患者から離れることなく全身に気を配り，十分な管理をすることを約束する．ドナーは登録をする時から意志を固めており，筆者の施設では本人が，麻酔がこわいから骨髄提供を止めるといわれたことはない．骨髄バンクが作成した骨髄提供者となられる方への説明文書によると，骨髄提供の3カ月後のアンケート調査では，麻酔について不安はまったくなかったのが47％で，少し不安があったは50％，非常に不安であったは3％であった（図Ⅵ・1-a）．麻酔による苦痛に関しては，軽かったが70％であり，普通が22％で，重かったのは6％であった（図Ⅵ・1-b）．自験例のほとんどの症例では，麻酔覚醒時に，「もう終わったのですか？　まったくわかりませんでした」と返事が得られた．

c．麻酔法の選択

　骨髄バンク医療問題検討委員会では，脊椎麻酔や硬膜外麻酔後の難治性の頭痛を避けるという理由で，全身麻酔を推奨している．麻酔法の選択に関しては，麻酔担当者の知識や技量が問題となるのであって，技量に見合った慣れた方法がベストであると考える．Burmeisterら[1]は，骨髄採取の際の麻酔として，脊椎麻酔と全身麻酔を比較し，血圧低下

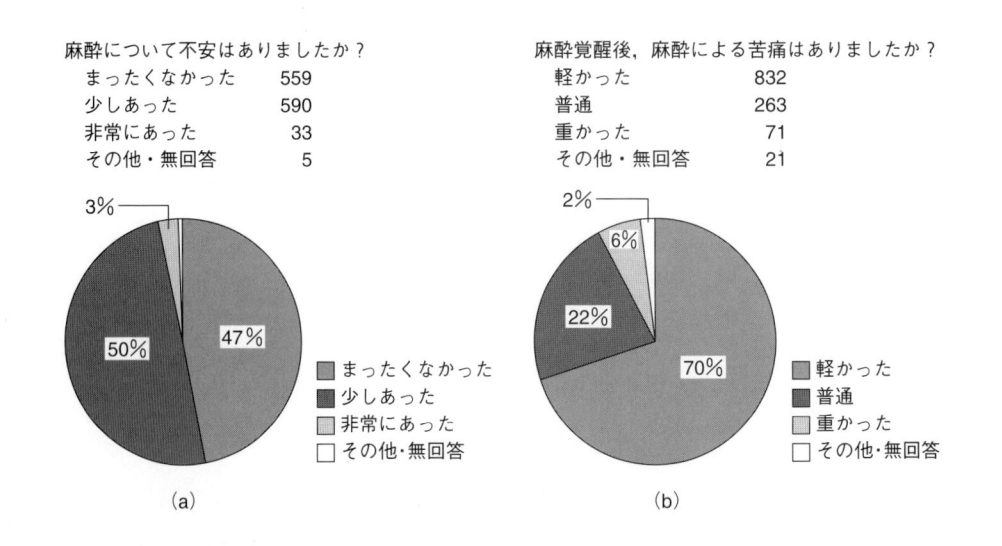

麻酔について不安はありましたか？	
まったくなかった	559
少しあった	590
非常にあった	33
その他・無回答	5

麻酔覚醒後，麻酔による苦痛はありましたか？	
軽かった	832
普通	263
重かった	71
その他・無回答	21

(a) 3％／50％／47％　まったくなかった／少しあった／非常にあった／その他・無回答

(b) 2％／6％／22％／70％　軽かった／普通／重かった／その他・無回答

図Ⅵ・1　骨髄提供後のアンケート調査（骨髄バンク公開資料から）

は脊椎麻酔に多く，術後の鎮痛薬の要求と吐き気は，全身麻酔に多かったが，その他には有意な差を認めなかった。Simら[2]はPCA (patient controlled analgesia) と局所麻酔の組み合わせで骨髄採取を行い，全身麻酔に替わりうる方法であると報告している。われわれの経験では，全身麻酔以外を希望したドナーはいなかった。

d．前投薬

前投薬の注射はできれば避けて，内服にする。硫酸アトロピンの顆粒もあるし，鎮静剤，H_2ブロッカーも内服薬がある。ドナーの多くは，何も覚えていない方がいいと希望するので，どちらかと言えば，heavy premedicationの方がよいと考えている。しかし中には，手術室の中を見てみたいと希望する場合もあり，鎮静剤とH_2ブロッカーだけで，前投薬は軽くする。しかし，硫酸アトロピンのみの前投薬は不快な口渇の記憶が強く残るので避ける方がよい。必要となれば，硫酸アトロピンは手術室内で，薄めて静脈注射をすればよい。ドルミカムは話しかけに返答があっても，覚えていないことがある。手術室を出るときに，麻酔科医や看護婦に礼を言ったのに，病棟のベッドで目を覚ますまで何も覚えていないと言う人達が多い。前投薬を多めにした時には，舌根の沈下，呼吸抑制，血圧低下，ベッドからの転落などへの注意が行き届くようにしておかなければならない。点滴のための静脈留置針の挿入部位には，局麻テープを1〜2時間前に貼付しておく。

e．モニター

血圧，心電図，パルスオキシメータ，呼気終末二酸化炭素濃度，直腸温度は必須のモニターである。モニターは非侵襲的であることを原則とする。胃管は，マスク換気中にガスを胃に送り込んでしまった時に，ガス抜きのために挿入することはあっても，すぐに抜去して留置はしない。導尿カテーテルも原則として使用しない。採取翌日に排尿時に痛みを訴えたのが7.6％あり，血尿も1.4％認められている。われわれは，「導尿カテーテルが一番の苦痛であった」とのドナーの返事を聞いてからは，カテーテルの挿入を行っていない。しかし悪性高熱の発症が疑われる状況になれば，当然導尿カテーテルの留置を行う。直接動脈へのカニュレーションは行わない。上記のモニターが揃っていれば術中の動脈血ガス分析も必要ないと考える。

f．麻酔の導入と維持

導入は酸素マスクで脱窒素をしながら，フェンタニルを1A静脈注射する。ついで静脈麻酔薬（現在はプロポフォールがほとんど）で意識を消失させ，スキサメトニウム，またはベクロニウムブロマイドで筋弛緩を得て，気管内挿管を行う。ラリンジアルマスクの時は，筋弛緩薬を使用しないで挿入する。ほとんどの症例では，自発呼吸で術中管理を行う。人工呼吸が必要と思われるときはベクロニウムブロマイドを適宜使用する。亜酸化窒素に

は，50％の吸入を24時間続けると，骨髄抑制作用があるとされているが，6時間以内では骨髄の変化は認められていない[3]。また，リンパ管腫の患者で，70％の亜酸化窒素と亜酸化窒素ゼロの吸入麻酔で，コロニーの成長と生着率を比較して有意差なしとの報告[4]もある。したがって，1～2時間の骨髄採取の麻酔に，亜酸化窒素を使用することには問題はないと考える。スキサメトニウムの使用については，悪性高熱の問題で反対する意見もあるであろう。実際に骨髄採取の麻酔中に悪性高熱を発症した報告[5]がある。しかし，自発呼吸で麻酔を維持する場合が多いので，超短時間作用の非脱分極性筋弛緩薬が手に入らない現状では，スキサメトニウムを使う方がよいと考えている。筆者は気管内挿管をせずに，らせんチューブの付いているラリンジアルマスクを使用している。ただしすぐにこの真似をしないでもらいたい。まず，マスク換気が，仰臥位はもちろん，側臥位，腹臥位のいずれでもできること。さらに気管内挿管も患者を仰臥位，側臥位，腹臥位にしたままでできるようになっていること。これは，術中にチューブトラブルが生じて，再挿管が必要となった万一の場合に腹臥位のまますばやく対応できる技術を身につけていなければならないからである。さらにラリンジアルマスクでの補助呼吸で，良好な換気ができていることを，手で感じ取る訓練が必要である。これらのステップを踏んで経験を積めば，腹臥位のラリンジアルマスクが優れた方法であることが実感できる。

g．輸液と輸血

輸液はアセテートリンゲル液かラクテートリンゲル液を基本輸液として投与する。6～10カ所の針穴だけで，皮膚の傷は小さいが骨髄採取を行うクリーンルームは空気の循環が多いので，不感蒸発は少なくない。体温の喪失もあるので，輸液でも加温装置を使う方がよい。輸血は，自己血の場合は骨髄の採取量が500mlを越えたら始める。同種血の場合は，できるだけ採取後に行う。その前に循環血液量の減少が考えられる時には，コロイド液（ゼラチン製剤またはスターチ液）を使用する。腹臥位にする前から基本輸液を十分投与しておくことが大切である。

h．鎮痛剤

採取後48時間経過した時点でのアンケート調査では，痛みがあるのは13％，少し痛いが67％，痛みがないのは20％であった（図Ⅵ・2-a）。歩くときの痛みはあるが12％，少しあるが44％，なしが44％であった（図Ⅵ・2-b）。われわれは，麻酔導入の時にフェンタニルを静脈注射するし，終了の30分前にフルルビプロフェンを静脈注射している。そのためか，痛みはないか，少しのみである。

参考まで1999年12月末現在の骨髄提供希望者登録数の経過と，HLA適合者，骨髄移植実施数を表Ⅵ・1に示す。

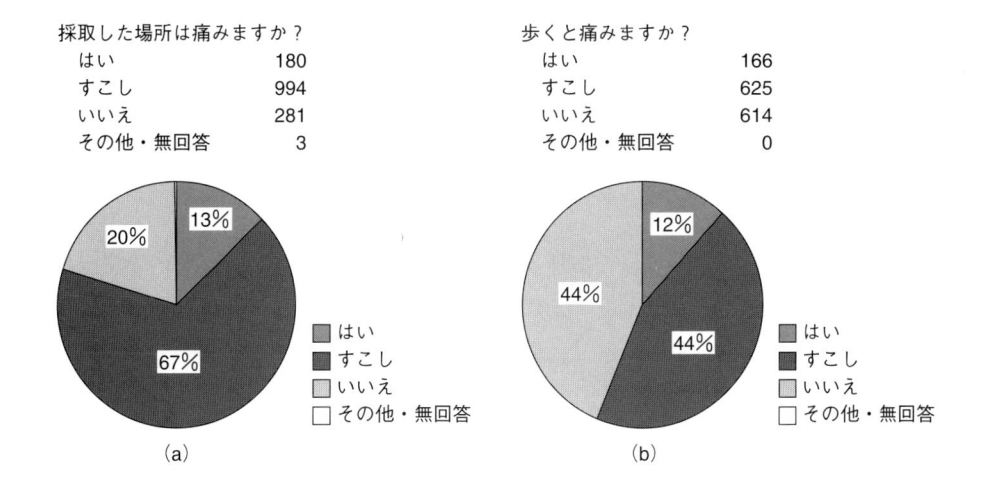

採取した場所は痛みますか？
はい　　　　　180
すこし　　　　994
いいえ　　　　281
その他・無回答　3

歩くと痛みますか？
はい　　　　　166
すこし　　　　625
いいえ　　　　614
その他・無回答　0

(a) 13% はい / 67% すこし / 20% いいえ / その他・無回答

(b) 12% はい / 44% すこし / 44% いいえ / その他・無回答

図VI・2　採取後の痛みのアンケート（骨髄バンク公開資料から）

表VI・1　骨髄バンクの状況

骨髄提供希望者（ドナー）登録数			
平成4年	16,270	平成8年	78,870
平成5年	36,693	平成9年	90,759
平成6年	58,737	平成10年	108,613
平成7年	69,286	平成11年	126,014
HLA適合患者・ドナーの状況			
患者登録現在数			1,779
ドナー登録現在数			126,014
HLA適合患者数（累計）			7,028
HLA適合報告ドナー数			32,924
骨髄移植実施数			
平成5年	86	平成9年	1,376
平成6年	269	平成10年	1,829
平成7年	610	平成11年	2,384
平成8年	978		

（いずれも平成11年12月末，日本骨髄バンク公開資料から抜粋）

2. 血縁者の骨髄ドナー

　血縁者の提供者は，原則として健康者であるが，なかには年上の兄姉に骨髄を提供する乳幼児も含まれる。乳幼児では，前もって自己血液を準備することが難しいことがある。したがって父親か母親の洗浄赤血球を輸血に使うことになる。この場合は特にGVHD予防のため，放射線照射が必要である。それにしても，同種血であるから，骨髄採取が終了す

るまで使いたくないと術者が希望することが多い。放射線処置を行った洗浄赤血球であれば問題ないと考える医師もいる。したがって，輸血を行うまでの輸液としては，ラクテートリンゲル液，アセテートリンゲル液にコロイド液を加えて循環血液量の維持に努めなければならない。

われわれが経験した乳幼児ドナーは2例である。1例は生後7カ月の女児で体重は7.6kg，骨髄採取量は150mlで母親の洗浄赤血球30mlを輸血した。レシピエントは姉であった。2例目は9カ月の男児で，体重は10kg，骨髄採取量は170mlで自己血40mlが準備されていて，輸血した。レシピエントは兄であった。

3. 本人からの骨髄採取

麻酔をかけた後，手術の前に腹臥位にして，骨盤から骨髄を採取し，仰臥位に戻して手術を行うこともある。もともと癌患者が主であり，手術だけでは完治できないと診断されているので，原疾患による全身状態への影響があるものとして，そのほかに合併症がないか，術前の全身検査を十分に行い，状態を把握しておくべきである。麻酔管理に関しては，出血量が増える以外，通常の手術と特に変わらない。

【参考文献】

1) Burmeister MA, Standil T, Brauer P, et al : Safety and efficacy of spinal vs general anaesthesia in bone marrow harvesting. Bone Marrow Transplant 21 : 1145, 1998
2) Sim KM, Boey SK, Wong LT : Bone marrow harvesting using local anesthesia and PCA-alfentanyl: A feasible alternative to general or regional anesthesia. Bone Marrow Harvesting 18 : 787, 1996
3) O'Sullivan H, Tennings F, Ward K, et al : Human bone marrow biochemical function and megaloblastic hematopoiesis after nitrous oxide anesthesia. Anesthesiology 55 : 645, 1981
4) Lederhaas G, Brock-Utne JG, Negrin RS, et al : Is nitrous oxide safe for bone marrow harvest? Anesth Analg 80 : 770, 1995
5) Hosoya N, Miyagawa K, Mimura T, et al : Malignant hyperthermia induced by general anesthesia for bone marrow harvesting. Bone Marrow Transplant 19 : 509, 1997

VII 脳死者からの臓器提供

A 法的脳死判定までの治療管理

菅 貞郎, 河瀬 斌

はじめに

　平成9年10月の臓器移植法の施行以来,わが国においても徐々にではあるが,脳死体臓器移植が行われるようになってきた.著者も,平成11年5月に本邦第2例目の脳死体臓器移植を臓器提供側として経験したが,救命に全力をあげる脳神経外科医の仕事に加え,法的脳死判定にいたる手続き,患者管理など脳外科医としての枠を超える業務が必要であった.さらにマスコミ対応,患者家族の心のケアも含めると現状においては主治医にかかる負担は多大なものになる.このような現状を鑑みると,ドナー候補者の管理には主治医だけでなく集中治療室における麻酔科医の協力が重要になってくる.

　一方,臨床的な問題として,救命に全力を尽くした場合,治療法によっては脳死判定を困難にしたり,さらに長引く救命治療によって臓器障害を引き起こすことがあり,その結果,移植臓器として不適当になる場合がある.これは救命蘇生点をどこに置くかという医師の裁量権,その時点における医療水準に委ねられる問題であるが,主治医が精一杯の治療を行えば,臓器提供側と移植側が完全に分離されている現在のシステムにおいては,その救命治療に関しては問題になることはないと考えてよい.救命治療と臓器移植は相反する対応を主治医に求めることがあるが,まずは救命に全力を尽くすことに専心しなければならない.

　臓器提供側施設として麻酔科医がかかわるのは,重症脳損傷患者,ドナー候補者の集中治療室における呼吸循環管理,脳死判定,法的脳死判定後から臓器摘出終了までのドナー管理であるが,本稿では,1. 脳死と重症脳損傷患者に対する治療,2. 法的脳死判定にい

たる手順，3. 法的脳死判定までの治療と管理，について述べる。

1. 脳死と重症脳損傷患者に対する治療

a．脳死とその原因

脳死は，「中枢神経系が頭蓋内圧亢進による循環障害や，心肺停止や低酸素血症により不可逆的損傷を受け，大脳半球機能のみならず，脳幹機能のすべてが失われているが，呼吸循環管理により心拍が保たれている状態」と定義されているが，人工呼吸器の発達に伴って出現した病態とも言える。その原因は頭部外傷，脳血管障害，脳腫瘍，低酸素症，心肺停止などである。脳死体臓器移植からみると，脳腫瘍（悪性）は適応にならず，それ以外が臓器移植の原因疾患となる。

1997年の米国における報告によるとドナーの原因疾患は，交通事故，転落，ガンショットなどの頭部外傷が46.2％を占め，脳血管障害が42.1％，低酸素症が10.5％であった[1]。脳血管障害ではドナー適応年齢（心臓50歳，膵臓60歳，肝臓，腎臓，肺臓70歳以下が望ましい）からすると，脳動脈瘤破裂によるくも膜下出血や，脳動静脈奇形からの脳出血が適応になることが多い。低酸素症は溺水や縊死などによる。本邦では米国に比べ，ガンショットが非常に少ないこと，交通事故死の割合が低いことなどから，脳血管障害や縊死が多くを占めると思われる。

b．重症脳損傷とその治療

脳死にいたる重症脳損傷患者の病態は，頭部外傷，脳血管障害では脳幹の直接損傷により脳幹死となり生じる場合もあるが，大部分は血腫などの頭蓋内占拠性病変によって頭蓋内圧亢進が生じ，脳灌流圧（＝平均体血圧−頭蓋内圧）の低下により二次性脳損傷が加わってさらに脳圧が亢進し，脳ヘルニア（大孔ヘルニア）により脳幹が障害されることによって生じる。そのため，治療の目的は頭蓋内圧のコントロールにある。可能であれば，初めに手術によって頭蓋内占拠性病変の除去，減圧を試みる。保存治療としては，高浸透圧剤投与（グリセオール，マンニトール）が行われるが，頭蓋内圧が20mmHgを超えて上昇する重症例の場合は，呼吸循環管理下で過換気，バルビツレート療法，脳低温療法などの集中治療が行われる。

バルビツレート療法は，脳血管収縮，代謝抑制などにより頭蓋内圧低下，脳保護作用を示す。重症頭部外傷，脳血管障害で主に試みられており，有効性も示されている。

脳低温療法は，従来は低体温による脳代謝の抑制によって脳保護作用が説明されていたが，最近，軽度（32〜34℃）の低体温でも脳保護作用が認められ，この機序として興奮性神経伝達物質の抑制，ラジカル反応の抑制，血液脳関門の破綻抑制，などが挙げられている。本邦では重症頭部外傷においてその有効性が示唆されているが，くも膜下出血，脳出

血などに関しては明らかではない。最近では，脳塞栓症，蘇生後脳症に試みられることもある。

しかしながらこれらの治療法をもってしても頭蓋内圧をコントロールできずに，さらに頭蓋内圧が上昇すると，脳灌流圧が0になり，頭蓋内はno flowの状態となり，脳死となる。

c．治療が脳死判定に及ぼす問題

バルビツレート療法は，副作用として循環器系の抑制，肺感染症が問題となり，昇圧剤のサポートを必要とする場合もある。バルビツレートは2～3日持続投与するが，この間，頭蓋内圧，脳波をモニターしながら行う。本療法中に臨床的に脳死に至ったと思われる場合，バルビツレート自体に中枢神経系抑制作用があるため，脳死判定のためには血中濃度を測定し，薬効の消失を確認する必要がある。

脳低温療法でもやはり循環系の抑制，感染症が問題となるが，さらに問題となるのは法的脳死判定における除外例として，直腸温，食道温などの深部温が32℃以下が挙げられていることである。最近では脳低温療法に伴う合併症を避けるため32℃以下に体温を下げることは少ないが，脳低温療法中に頭蓋内圧のモニターなどにより脳死にいたったと考えられる場合，例えば，33℃で脳死判定をしてもよいかは疑問の残るところである。この場合，ドナー管理上の至適条件である36℃に復温し，しばらく経過をみてから脳死を判定するべきかもしれない。しかしながら，復温するとよく知られているように，感染症などの全身合併症を招く危険が高く，復温は慎重に行わなければならず時間を要する。治療が長引けば，それだけ移植に不適当になる可能性は高くなる。ガイドライン第7の1の（6）では，臓器提供施設における救命のための適切な医療のひとつとして，脳低温療法が挙げられているが，救命のための脳低温療法が臓器移植においてどのような影響があるかは今後の課題である。

重症脳損傷患者の治療では，バルビツレート療法，脳低温療法といった前記の治療以外にも，脳損傷患者の管理上，抗けいれん薬，鎮静剤，筋弛緩薬といった薬剤が投与される。脳死判定の前提条件としてこれらの薬剤の影響を除外することが述べられているが，具体的な基準は示されていない。各薬剤の半減期を表Ⅶ・1に示す。フェノバルビタールは半減期が100時間余りであり，もし投与されていた場合は，脳死判定まで数日待たなければならない可能性がある。しかしながら，これらのデータは単回投与のデータが多く，重症脳損傷患者管理で使用される数日間にわたる薬剤の蓄積効果に関しては不明である。また体型（体脂肪の程度），肝機能，腎機能などによってその代謝は個人差が大きく，参考にしかならないことが多い。厚生省にも問い合わせたが，やはり信頼できるデータをマニュアル化することは個人差があり難しいとのことで，血中濃度の測定や，神経刺激装置による筋弛緩作用の消失確認が必要である。法的脳死判定を行う際は，不明な点は，厚生省に確認をとった方が無難である。

表VII・1　脳死判定に影響する薬物の半減期

薬物	半減期	投与量・経路
フェニトイン	10 時間	250mg 静注
フェノバルビタール	95～131 時間	120mg 経口
バルプロ酸ナトリウム	8～15 時間	400mg 経口
カルバマゼピン	16～24 時間	経口反復投与
ゾニサミド	62.9 時間	200mg 経口
ジアゼパム	34.9 時間	10mg 経直腸
フルニトラゼパム	24 時間（第3相）	2mg 静注
ミダゾラム	1.8 時間	$0.2\mathrm{mg\cdot kg^{-1}}$ 単回静注
チオペンタール	5.7 時間（第3相）	$3.5\mathrm{mg\cdot kg^{-1}}$ 静注
プロポフォール	365 分（γ相）	$1\sim2.5\mathrm{mg\cdot kg^{-1}}$ 静注
臭化パンクロニウム	76 分（β相）	$0.08\mathrm{mg\cdot kg^{-1}}$ 静注
臭化ベクロニウム	11 分（β相）	$0.08\mathrm{mg\cdot kg^{-1}}$ 静注

（日本医薬情報センター編：医療薬日本医薬品集2000年版．東京，じほう，1999より引用）

2. 法的脳死判定にいたる手順

　救命のために治療に全力を尽くしても脳死状態に陥り，救命しえないことがわかった場合，一般的に主治医は臨床的に脳死状態であるか判断する．臓器提供が前提となっていない場合は，脳死判定，その後の治療に関しては各施設の裁量，家族の希望に添って行われ，特に問題はない．しかし，患者が脳死体臓器移植ドナーとなりうることがわかった場合，すなわちドナーカードを所持していることが明らかになった場合は，一定の手順を踏んで進めていかなければならない．これは「臓器移植法」という法律，ならびに「運用に関する指針」などで規定されており，遵守する必要性があり，医師の裁量権が入る余地はないと考えるべきで，この点を主治医は十分注意しなければならない．

　ここでは患者管理において主治医，集中治療医，麻酔科医が関与する範囲，用語の問題についてのみ概説する．手順の詳細は，別項で述べられており，また法的脳死判定マニュアル（日本医事新報社）[2]や臓器提供施設マニュアル（ヤマモト企画）[3]に詳しいので，そちらを参考にして欲しい．

a. 主治医の治療の範囲

　主治医によって臨床的脳死と診断され，本人の意志（ドナーカード）と家族に臓器提供の意志がある場合，主治医は日本臓器移植ネットワークに連絡を取り，移植コーディネーター（臓器移植ネットワークからの派遣）が最終的に家族の臓器提供の意志を確認する．この時点から患者はドナー候補者と呼ばれる．主治医は，臨床的脳死診断から2回目の法的脳死判定が確定するまでの間は，ドナー候補者に対して，それ以前の救命治療を継続す

る必要がある。ただし，その妨げにならない範囲で，臓器の保持に努めることはそしりを受けるものではないと考えられる。

b．ドナー管理医による管理

2回目の法的脳死判定終了時が死亡時刻となり，以後，ドナー候補者はドナーと呼ばれる。臓器摘出までの患者管理はドナー管理と呼ばれ，主治医以外のドナー管理医が行う。一般的には集中治療室を管理している麻酔科医が行うが，人的余裕のない施設では，移植ネットワークを通じてドナー管理医の派遣を依頼する場合もある。あらぬ誤解を招かないためにも，主治医とドナー管理医を分けるようにすることを忘れてはならない。

3. 法的脳死判定までの治療と管理の問題点

臨床的には脳死に陥ると，脳幹障害による血圧低下，呼吸停止が起きる。これが最も脳死発生をとらえやすい徴候であり，この呼吸循環管理が一番重要である。しかしながら，重症脳損傷患者に対してバルビツレート療法や脳低温療法を行っているときなどは，あらかじめ昇圧剤を使用していたり，呼吸管理のため鎮静剤，筋弛緩剤を使用している場合も多く，この変化を捉えにくいことがある。以前の脳波学会の脳死判定基準には一過性の血圧低下が含まれていたが，現在の脳死判定基準には含まれていない。

脳死にいたった後は，下垂体機能障害によるホルモンバランスの障害，特に尿崩症が起きる。さらに，脳死状態が長く続くと長期呼吸管理による呼吸機能低下，全身の感染症が問題となる。臨床的脳死判定から法的脳死判定までは基本的には救命治療を継続する必要があることを踏まえつつ，全身状態の管理を法的脳死判定後のドナー管理の治療基準（表Ⅶ・2）を参考にしながら行う。この治療基準自体は一般的な患者管理に通用するものであり，適切な救命治療を逸脱するものではない。

a．循環動態

脳死に陥ると循環虚脱により，低血圧を来すが，一般的にはこれがただちに心停止にいたることはなく，容量負荷，昇圧剤投与によりその後の循環動態は安定することが多い。特に臓器移植の対象となる年齢は若いため，心機能が低下している場合は少なく，少量のドパミンで大丈夫である。ドナー適応基準のDOA10 $\mu g \cdot kg^{-1} \cdot min^{-1}$以下で収縮期血圧90mmHg以上が可能な場合が多い。逆にこれ以上のDOAやノルエピネフリンの投与が血圧の維持に必要な場合は，臓器移植の対象にならない可能性が高い。また，頭蓋内圧降下のために使用される浸透圧利尿剤や脳死後の尿崩症の影響で尿量が増加し，脱水に傾くことが多いので，CVPモニター下の容量補正が重要である。

表VII・2　ドナー管理基準	
心拍数	60〜120 回・分$^{-1}$
収縮期血圧	90mmHg 以上
平均体血圧	60mmHg 以上
中心静脈圧	8〜12cmH$_2$O
体温	36〜38℃
尿量	1.00〜3.00ml・kg^{-1}・hr^{-1}
血糖値	60〜150mg・dl^{-1}
Pa$_{O_2}$	70〜100mmHg
Pa$_{CO_2}$	35〜45mmHg
Sa$_{O_2}$	95% 以上
pH	7.35〜7.45
Hct	30% 以上
血清 Na 値	130〜155mEq・l^{-1}

（臓器提供施設マニュアル：法的脳死判定後の呼吸循環管理（ドナー管理）. p25-26 より引用）

b．呼吸管理

　重症脳損傷患者では，頭蓋内圧を下げるため過換気にすることが多く，Pa$_{CO_2}$は30mmHg前後に調節されることが多い。Pa$_{O_2}$に関しては100mmHgが目標となる。PEEPは無気肺や肺水腫に対して有用だが，逆に脳圧を上げる恐れがあり，血液ガスデータの維持が難しい場合に10mmHg以下を目標にかける場合がある。しかし，PEEPをかけるよりは，1回換気量を10〜15ml・kg^{-1}に増量して対処する方がよいとされている。

c．下垂体機能障害

　脳死に陥ると下垂体機能障害に伴い，内分泌学的補充が必要になる場合がある。米国Popworth Hospital regimenでは，ドナー管理の際，ステロイド，T$_3$，インスリン，ADHの投与が勧められているが，ドナー候補者の管理では症状に応じた対処は必要であるが，そこまでする必要はないと考えられる。臨床的には尿崩症のためのADH投与が最も重要である。尿崩症は容量補正を速やかに行わなければ，脳死状態においては電解質異常（低カリウム血症，高ナトリウム血症）をすぐに来しやすい。特に，グリセオールやマンニトールを使用している場合は，さらに高ナトリウム血症が助長されるので注意が必要である。

　実際には，in−outバランスが負となり，尿量が200ml・hr^{-1}以上，尿比重が1.010以下の場合，尿崩症と診断して治療を開始する。ただし，マンニトールやグリセオールを使用していると浸透圧利尿のため，尿崩症でも比重が1.010を超える場合があり，in−outバランスを重視して，治療を開始する。投与方法としては初めにバソプレシン2単位を皮下注し

て，尿量の減少を確認し，再度尿崩症が出現した時点より，効果時間から判断して1〜2単位/時間の持続静注を開始する。なおバソプレシン投与により末梢血管が収縮し，臓器環流障害が起きるとの指摘があるが，容量補正のみで対応した場合，循環動態の維持が困難になることの問題の方が大きい。

d．感染症

全身性および当該臓器の活動性感染症は移植の禁忌とされている。しかしながら治療が長期にわたる場合，感染症の合併が問題となる。特に肺炎は呼吸器管理がなされているので，程度の差はあれ起きやすい。実際，肺移植は臓器移植の中で最も不適応になりやすい。一般的に尿，喀痰培養の結果に応じた肝毒性，腎毒性の低い抗生剤の投与が行われ，肺炎に関しては積極的に理学的喀痰除去が行われる。

e．肝腎障害，血糖管理

脳死に伴い肝臓，腎臓，膵臓などに問題が短期的に生じることはまれである。ただ，重症脳損傷例では使用薬剤が多岐にわたることが多く，薬剤性肝機能障害が一過性に合併することが多い。これはほとんどの場合，疑わしい薬剤の中止と，肝庇護剤で速やかに軽快する。また，脳死の際に血圧低下が著しいとショック肝を呈する場合があり，この場合は移植に不適当となる。腎障害は，尿崩症，浸透圧利尿剤の使用に伴う脱水により，二次的な病態として起きることもあるが，適切な輸液管理で問題はない。高血糖も同様な二次的病態として起きるので，適切な電解質の補液，グリセオールやマンニトールの減量，中止，場合によってはスライディングスケールによる血糖管理が必要になるが，適宜補正していくことで問題になることはない。

【参考文献】
1) 坂井信幸, 菊池晴彦：脳死体からの臓器提供に関わる米国視察記. 脳神経外科 28：187, 2000
2) 法的脳死判定マニュアル：厚生省厚生科学研究費特別研究事業「脳死判定手順に関する研究班」平成11年度報告書. 日本医事新報社
3) 臓器提供施設マニュアル：平成11年度厚生科学研究費補助金, 免疫・アレルギー等研究事業（臓器移植部門）「脳死体からの多臓器の摘出に関する研究」報告書.（有）ヤマモト企画

B 臓器提供までの管理

武田純三

1. 法的脳死判定に備えて

通常の医療行為も法のもとで行われるが，脳死判定に関する作業では法によって規定されている部分が多い．脳死判定作業を速やかに行うには，法やマニュアルに精通しているだけでなく，所属する施設での手順の作成や内容の周知など，十分な事前の準備が大切である．

a．脳死判定にかかわる法とマニュアル

脳死判定・臓器摘出作業に関して「法的脳死判定マニュアル」と「臓器提供施設マニュアル」の2つのマニュアルが，平成11年10月1日付けで出されている．これは，それまでに出された法律などでは，法的脳死判定を施行するうえで不明確な点があるとの指摘に基づき出されたもので，実際に法的脳死判定を施行するうえでの基本となるマニュアルであり，十分に内容を理解しておく必要がある．このマニュアルに沿って実施することで，問題なく脳死判定が行われるはずであるが，医療の現場でも特に脳死判定などでは背後に複雑な状況が想定され，必ずしもマニュアル通りいかないことが予想される．このような特別な状態に遭遇したとき対応するために，脳死判定・臓器摘出作業の基本となる「臓器移植に関する法律」，「臓器移植に関する法律施行規則」と「臓器移植に関する法律の運用に関する指針（ガイドライン）」など，臓器の移植に関連する法律を理解している必要がある．

b．慶應義塾大学病院での準備内容

慶應義塾大学病院では，平成9年7月より脳死判定検討委員会を設置して脳死判定にかかわる検討を開始した．10月には院内の規約とマニュアルの作成，脳死判定医や検査技師などの人的確保，ドナー候補者が発生した時の対応など脳死判定の体制を整え，職員に対するマニュアルなどの説明会を実施し，実際の作業に対する準備を行っていた．また麻酔科の中では，脳死判定医とそれ以外の麻酔科医の役割なども検討がなされた．

2. ドナー候補者が出たら

a. 麻酔科医の立場で考えること

　麻酔科医の関与は，集中治療室などでの救命処置，脳死判定作業，脳死判定後手術室に行くまでのドナー管理，臓器摘出中の管理など，脳死患者からの臓器提供の全般にわたっており，麻酔科医の負担は大きい．麻酔科が人工呼吸管理を行っていることが多いことから，法的脳死判定での無呼吸テストを麻酔科医が担当する可能性が高い．日本麻酔科学会でも，「脳死体からの臓器移植に関する指針」が採択され，「ドナーの意思を尊重し好意を無にしないことが麻酔科医のとるべき態度である」との考えから，脳死判定，ドナー管理，レシピエントの麻酔への協力を要請しており，麻酔科医のこの領域での関与のあり方について確認がなされている．

　1回の脳死判定作業に数時間を要するし，2回目の脳死判定までに6時間を経過する必要がある．また，脳死判定後にレシピエントの選定作業が行われるので，脳死判定後から臓器摘出が始められるまでのドナー管理は予想外に時間がかかる．さらに手術室での管理をすることから，臓器提供が終了するまでにはかなりの長時間となる．慶應義塾大学病院での本邦第2例目では，第1回目の脳死判定に約2時間半，第2回目の脳死判定に2時間を要し，その間に6時間が経過しており，手術が開始されるまでにさらに11時間を要している．

　法に基づいた脳死判定を行う脳死判定医は，臓器移植にかかわってはいけない．また，事前に登録された指導医であることが規定されている．脳死判定を行う麻酔指導医と臓器摘出時のドナー管理をする麻酔科医の役割を分担し，また脳死に至るまでの治療にかかわった麻酔科医や臓器摘出に至るまでのドナー管理をする麻酔科医の割り振りも考慮する必要がある．

　このように脳死判定作業は長時間にわたり，かつ役割分担をする必要があることから，麻酔科医の責任者は通常の業務とは別に人員を確保し，役割分担を考慮する必要がある．脳死が予想される患者でドナーカードを所持していることが判明した時点から調整を開始すべきで，同時に手術室の調整，マスコミ対策の考慮も必要となる．

b. 臓器提供病院と脳死判定医

　臓器移植法に基づき行われる脳死した者の身体からの臓器提供については，「臓器の移植に関する法律の運用に関する指針」において当面の間，適正な脳死判定を行う体制がある大学附属病院，日本救急医学会指導医指定施設，日本脳神経外科学会専門医訓練施設，救命救急センターとして認定された施設に限定されている．

　また，脳死判定医は，「臓器の移植に関する法律の運用に関する指針」では，

1. 脳神経外科医，神経内科医，救急医または麻酔・蘇生・集中治療医であって，それ

ぞれの学会専門医または学会認定医の資格を持っていること。
2. 臓器移植にかかわらない医師であること。
3. 2名以上の医師で行うこと。
4. あらかじめ倫理委員会等の委員会において選定を行い，氏名，診療科目，専門医等の資格，経験年数等について，提示できるようにする必要がある。

と規定されており，脳死判定医を外から呼び寄せることは現時点ではできない。

脳死判定は2名以上の資格ある医師で行われるが，治療を主体に行ってきた主治医以外の医師で行うのが望ましいと考える。これは救命と死の判定という相反する行為を行うことへの社会的な批判を避けることと，主治医は脳外科医や神経内科医である場合が多く，2名の脳死判定医のうち1名を麻酔科医が勤めることは，神経学的所見の判定がすでに臨床的脳死判定を行った主治医の手に委ねられることになる可能性を意味しており，これを回避することにもなる。

脳死に至るまでの治療にかかわった麻酔科医は，脳死判定医にならないのが望ましいかもしれないが，集中治療室などで麻酔指導医が全員治療に参加している可能性もある。また，脳死判定後は患者の死亡が決定されるため，その後のドナー管理は麻酔科医のもとで行われる可能性がある。多くの麻酔科の責任者は，手術室，集中治療室の責任者を兼務していることが多い。したがって，集中治療室での脳死判定と，手術室での臓器摘出は同一責任者のもとで行われることになるが，厚生労働省では個人の医師の関与が問題であり，責任者としての関与は問題ないとしている。

3. 脳死判定作業

臓器摘出を目的とした脳死判定は，臨床的脳死判定と2回の法的脳死判定の計3回行われる。臨床的脳死判定は，患者の治療中に脳死が疑われたときに，法的脳死判定に先立って行うもので，一般に行われている臓器提供を目的としない臨床的な脳死判定とは趣を異にしている。法的脳死判定基準項目のうち，無呼吸テストを除いた4つの項目が要求されている。臨床的脳死判定を行う医師については，資格の規定はなく，委員会などへの登録は求められておらず，担当医師が妥当とされている。

臨床的脳死が診断された後に，本人が「臓器提供意思表示カード」（いわゆるドナーカード）を所持しており明確に臓器提供の意思があるか，家族などが同意しているかを確認する。患者本人の意を無駄にしないように，しかし強要ではないように努め，コーディネーターによる説明があることを伝える。

家族の承諾が得られた場合に，臓器移植ネットワークに連絡を行うが，脳死判定作業に入ることへの院内の合意が必要である。慶應義塾大学病院では院内マニュアルの連絡ネットワークにのっとって，まず院長に連絡を取り，ドナー候補者の存在と脳死判定作業を開

始することの許可を得る．許可が得られた場合に，主治医は日本臓器ネットワークへ連絡する．脳死状態を招いた原因が，確実に診断された内因性疾患による場合以外では，所轄の警察署長へ先に連絡する．一方，院内では脳死判定医への連絡，脳波室，看護部長室，手術室，麻酔科などへの連絡を行う．

　臓器移植ネットワークより派遣されたコーディネーターが，家族への説明を行う．必要に応じてメディカル・コンサルタントがドナー候補者としての適否を検討し，その結果を踏まえて，①脳死判定の概要，②臓器移植を前提とした法に規定する脳死判定により脳死と判定された場合には，法において人の死とされていること，③本人が臓器を提供する意思および脳死判定に従う意思を書面で表示し，かつ，家族が脳死判定および臓器提供を拒まない場合に限り，脳死した本人から臓器を摘出できることが説明される．また，①死亡時刻は2回目の法的脳死判定終了時であること（「臓器の移植に関する法律の運用に関する指針」第8），②法的脳死判定後に移植に適さないなどの理由により臓器が提供されない場合でも，2回目の脳死判定時点が「死亡」となること（「臓器の移植に関する法律の運用に関する指針」第9），も説明しておくべきである．家族の承諾が得られた場合，「脳死判定承諾書」と「臓器摘出承諾書」が提出される．

　2名の脳死判定医は判定を開始する前に，本人の書面での意思表示，家族の承諾が得られていることあるいは家族がいないことを確認する．さらに，

① 前提条件の確認
② 除外例の確認
③ 生命徴候の確認

を行った後，

① 深昏睡の確認
② 瞳孔散大，固定の確認
③ 脳幹反射消失の確認
④ 平坦脳波の確認
⑤ 無呼吸テスト

を行う．脳死判定にあたって留意すべき点は，脳幹反射の消失はすべての項目を確認する，聴性脳幹誘発反応の消失は必須条件ではないが確認することが望ましい，無呼吸テストは他の項目の確認後に最後に行う，第1回目の脳死判定終了後少なくとも6時間を経過した後に第2回目を開始する，後述の脳死判定例での問題点に注意して判定を行う，などである．また，家族が希望する場合には脳死判定に立ち会わせることができる．

4. 無呼吸テストの実際

　無呼吸テストは，Pa_{CO_2}の上昇によっても自発呼吸が出ないことの確認であり，人工呼

吸の停止時間によらない。100％酸素で10分程度換気を行い，Pa_{CO_2}が35～45mmHgの範囲にあり，低酸素血症がないことを確認した後，人工呼吸を停止するかCO_2の吸入により，Pa_{CO_2}が60mmHg以上（できれば80mmHg以下）に上昇しても，自発呼吸が出現しないことを確認する（「臓器の移植に関する法律の運用に関する指針」第7）。

法的脳死判定マニュアルではテスト中の低酸素血症を防止する目的で，カテーテルを気管分岐部直上まで挿入し，$6l \cdot min^{-1}$の酸素による吹送法を推奨している。無呼吸は，横隔膜や胸郭に動きがないことを胸部や腹部に手掌をあてて確認する。低酸素血症，低血圧，著しい不整脈によりテストの続行が危険と判断された場合には，テストを中止する。

刻々と変化している血液ガスの値を，規定値に合わせるのは意外と時間と労力を要する。神経学的所見を取っている間に微調整を行っておく。無呼吸テスト中は動脈血ガス分析を2～3分ごとに行うが，最初の2～3分で目的の値に達することが多い。採血から測定，結果の報告まで1分以上の時間がかかるため，血液ガス分析装置までの距離をできるだけ短くしておく。

無呼吸テスト中に，脊髄反射による自発呼吸様の運動；ラザロ徴候（Lazarus sign）がみられる場合がある。体側にあった上肢を肘のところで急速に屈曲，両手を胸骨の中央から，頸部・下顎のほうに持っていく運動がみられ，上肢は強直性で引きおろすのが困難である。また，肩は内転するときがあり，最後に手をベッドに下ろすなどの運動がみられる。テストの終わり頃，4～8分でみられる場合が多く，時には体をよじるような運動がみられることもある（補遺）。

5. 今までの脳死判定上の問題点

現在までに行われた法的脳死判定で問題とされたのは，
① 事前の鎮痛薬，鎮静薬の使用
② 脳波計の感度と電極間の距離
③ 無呼吸テストの順序
④ Pa_{CO_2}が指針の範囲を逸脱
⑤ 脳死判定前の鎮静薬などの使用
⑥ 冷水ですべきところを冷風で施行
⑦ 眼球，角膜，鼓膜損傷例

などで，これらに関して留意が必要である。特に鎮痛・鎮静薬の使用は，どの程度の時間が経過すれば判定が可能となるのかについての明確な基準が示されていないことから，注意を要する。

6. 脳死判定後

　①テストの開始時間および終了時間，②動脈血ガス分析の測定時刻および結果，③血圧およびパルスオキシメータの値の測定結果，④心電図の測定結果，⑤テスト中に認められた異常およびその処置，をカルテに記載あるいは貼付し，必要事項を脳死判定記録書に記入する。
　第2回目の脳死判定が終了したならば，脳死判定医は「脳死判定の的確実施の証明書」，「脳死判定記録書」を作成し，脳死判定の検査結果を診療録に記載するか，脳死判定記録の写しを貼付する。脳死判定は2名の脳死判定医に委ねられており，脳死を判定するための委員会の開催に関する規定はない。

7. 家族とのかかわり

　「臓器の移植に関する法律の運用に関する指針」では，「家族が希望する場合には，家族を脳死判定に立ち合わせることが適切であること」としており，家族が脳死判定に立会えることになっている。無呼吸テストは脳死判定の最後に行うため，家族の立ち会いのもとで麻酔科医が死の判定をすることになる。家族は最後のひとときをどのように迎えるか考えていることが多い。したがって第2回目の無呼吸テストの前には，多少の時間を割いて希望を聞き，かなえてあげる必要がある。ひとつひとつ脳死判定作業の内容をお話しすることで，また最期の時を一緒に迎えることで，脳死判定が医療者の一方的な行為ではなく，家族との合意のもとで，脳死判定医，主治医とそこまで支えてきたスタッフが一体となっての行為となる。
　脳死判定とドナーからの臓器提供は，家族の協力なくしてはできない。皆の関心がドナーに集まっている間も，それをささえている家族がいることを忘れてはならない。突然の悲しみに打ちひしがれている家族へのケアをどのように行うのかを事前に検討しておく必要がある。関連する医師や看護婦が常に留意するべきであり，病棟婦長の果たす役割は大きい。

8. その他の問題点

　ドナーのプライバシーの保護と情報公開とは相反する部分がある。医者として平常心を保ち，通常の患者のプライバシーを守るのと同じ態度で臨めばよいと考える。報道関係者によるプライバシーの侵害は，脳死判定の検証から外れた興味本位による報道にみられる。また，脳死判定前に患者が死亡したかのような報道や，患者の死を待ち望んでいると受け

取れるような内容もみられる。脳死判定と臓器移植の報道に関する準備不足に原因があるという[1]。さらに，多くの報道関係者が病院に押し寄せ，違法駐車をして交通渋滞を招き，手術室内に紛れ込んだり，ドナーの家族周辺の取材をするなど，現在の報道関係者の行為は自制の効かない集団化しつつあり，良心を持って接することができなくなっている。その行為は暴力と言わざるをえない。

脳死が確定する以前には"現在行いうる適切な治療"を患者に尽くすことが原則である。救命を目的とした治療を行っている際にドナーカードの所持が分かった場合，脳死判定やその後の臓器保護に関連する可能性のある，通常の治療行為以外の処置や検査は，たとえ非侵襲的であっても行うことには慎重でなければならない。臨床的脳死判定がなされる前から，臓器提供を目的とした行為が行われていたとの誤解を招く危険性がある。

患者がいろいろな原因によって脳死状態になることを考えれば，そこにはマニュアルには記載されていないような種々の医学的問題が生じる可能性が高い。外傷などにより一側の脳幹反射を確認できない場合についてはすでに報じられているが，悪性腫瘍が存在した場合や存在する腫瘍が悪性である可能性が考えられる場合，あるいは生検を行っても明らかな結果が得られずfalse negativeの可能性が考えられる場合など，判断に苦しむ事態が発生する可能性がある。

法的脳死判定とその前後の作業は，法により規制されている部分が多い。しかし，法は人間の定めたもので医学の真実を曲げられるものではない。人類の益となるような脳死の判定を行うためには，時に法をも変えていく努力も必要である。また，例えば無呼吸テスト開始時のPa_{CO_2}は，「おおよそ35〜45mmHgであること」と以前は規定されており，この値を外れることが即違反ではないし，医学的見地からもこの値を外れることが無呼吸テストの意図するところを無にするものではないことは，医師であれば理解できるものである。しかし，現状はそれらを理解できない報道関係者により規約違反であるようなとらえ方に流されてしまった。このような問題もひとつひとつ社会に訴えていくべきと考える。

日本では法的脳死判定はまだ始まったばかりである。症例を重ねるうちに解決していかねばならない問題も多い。

【参考文献】
1) 浅野健一：脳死移植報道の迷走．東京，創出版，2000

C 臓器摘出中の管理

落合亮一

　現在までに，脳死判定ならびにレシピエントの管理についてはさまざまな知見が検討され，マニュアル化されている部分も多いが，臓器摘出術に関連した話題は少ない。これは，本邦では経験の限られることが原因と考えられる。脳死臓器移植術が広く行われている諸外国では，ドナー管理と術中管理について詳細が紹介されているが，一方で臓器提供施設内の細かい調整や準備については，システム化されているためほとんど記載されていない。そこで，本邦における特殊性を紹介しながら，慶應義塾大学病院における経験を交えて臓器摘出術中の管理について述べる。

1. 臓器摘出術に関連した問題点

　本邦においては，脳死臓器移植術を行える施設はごく少数に限定されている。移植される臓器ごとに施設は限定されているが，狭い日本の国土を勘案しても大都市圏に集中しており，臓器摘出チームの移動ならびに摘出臓器の搬送は長距離・長時間を要する可能性が高い。

　法的脳死判定が開始されてから脳死が診断されるまでには8時間以上の時間を要するが，脳死判定後にレシピエントを特定し，臓器移植施設の摘出チームが臓器提供施設に移動するのにはさらに長時間を必要とする。さらに，摘出術が開始されてから実際にレシピエントに移植されるまでのcold ischemic timeに時間的制限のある臓器の場合には，搬送時間がもっともクリティカルな要因となり，搬送手段も問題となる。

　つまり，臓器摘出術に関連した問題点は，摘出チームの移動時間と摘出臓器の搬送時間という制約に起因するものと考える。法的脳死判定後には摘出臓器の機能を最大限に維持するためにも可能な限り速やかに摘出術を行うことが望ましく，またいったん摘出された臓器は臓器移植術を成功させるためにできるだけ迅速に移植する必要がある。このため，臓器提供施設において臓器摘出術を行える時間帯も限られ，細やかな調整作業が必要となる。

　慶應義塾大学病院での事例を紹介する。第1回目の法的脳死判定が開始されたのが午後5時12分。所要時間は2時間30分であった。第1回目の終了8時間後に，第2回目の脳死判定が予定された。第2回脳死判定は午前1時30分に開始され約2時間後に終了した。その後，摘出臓器の特定，レシピエントの候補者決定が行われた。摘出チームが到着したのは，午

後12時で，その後提供臓器の機能評価が行われた。摘出術が開始されたのは，同日午後2時40分であった。つまり，第1回目の法的脳死判定が始まってから20時間後のことであった。東京の中心部にある慶應義塾大学病院から国立循環器病センターへの臓器（心臓）の搬送には空路が選択されたが，搬送時間短縮のために病院から空港まではヘリコプターを利用した。ただし，有視界飛行という条件であったため，摘出臓器の搬送は日没前に限定され，摘出術の開始時間が調整された。

第1回目の法的脳死判定開始時に，臓器摘出術の可能性が発生し準備を始めた。つまり，約20時間の余裕をもって準備が始められたわけであるが，17室ある手術室については翌日の予定手術が確定されており，手術前日夜の段階で摘出術の手術室を確保するために大幅な調整が必要であった。臓器摘出に際しては，多くの医師が手術室に入室する可能性のあること，また摘出術の内容から開心術程度の手術に対応できる手術室が必要と考えた。臓器摘出術が確定したのは，第2回目の法的脳死判定が終了した午前5時であるから，手術開始までに約9時間の時間的余裕があったことになる。

2. 臓器摘出術までに調整すべき点

本来，脳死体からの臓器摘出術は緊急手術であるが，上述したように時間的余裕がある点で一般の緊急手術とは異なり，調整すべき点は多い。

a．調整役の設定

まず，臓器摘出術当日の調整役を決定する。病院長が施設の最高責任者であることは論を待たないが，病院長が実務レベルで調整を行うことは不可能であろう。ドナー管理グループ，移植コーディネータ，臓器摘出チーム，施設内援助グループと連絡を緊密にとり調整を行うことを目的に調整役を設定する。施設ごとに適格者を考える必要はあるが，施設内の構造や人員に精通するとともに，手術室の運用についても十分な知識のあるものがふさわしいと考える。そういった意味で，脳死判定に関わらない麻酔科医が基本的には適任であると考える。そのためにも，麻酔科医が脳死判定医を務める施設では，法的脳死判定開始時に摘出術の麻酔担当医ならびに調整役を決定しておくことが望ましい。

b．摘出臓器の決定

摘出臓器の種類によって準備が異なる。基本的な手術器具ならびに資材は摘出チームが用意することになっているが，一般的な器材・資材は臓器提供施設が提供する可能性も高い。施設内援助看護婦（後述）があらゆる可能性を検討し準備を行ううえでも，早期に摘出臓器を特定し，手術室に連絡することが望ましい。ドナーカードに指定された臓器が必ずしもすべて提供されるわけではないので，効率的な準備を行ううえでも，早めに情報を

手術部に提供すべきである。

c. 摘出手術の開始時間と予定手術の調整

前述したように，摘出術はレシピエントとの関連も考慮したうえで開始時間を決定する必要がある。搬送に要する時間と手段，レシピエントの手術開始時間を考慮に入れたうえで設定するが，術前に摘出臓器の機能評価を行ったり，あるいはドナー家族への説明と合意など行うべきことは多い。複数の人員が有機的に合議可能な施設（会議室など）を用意し，遠隔の臓器移植病院との連絡が可能なことが望ましい（一般的に，病院内の通信システムは内線電話が主で，臓器移植病院との連絡が煩雑になりやすい。いきおい携帯電話による連絡が行われることもあり，携帯電話の使用制限に抵触することが考えられる）。

d. 施設内援助チームの調整

臓器摘出に際しては，必要な人員が臓器移植施設から派遣されることを原則とするが，初めて訪れる不馴れな施設で十分なことが行えない可能性も高い。施設や手術室の構造，資材・器材の配置，倉庫や緊急で他の診療科の支援が必要な場合など，提供施設の援助が不可欠な場面も多いと考えられる。可能であれば，臓器摘出術を通して専属の看護婦，麻酔科医，ME，技術員の参加できることが望ましい。

e. 報道関係を含む外部者に対する調整

病院は構造上，保安を第一義的に考えられていない。数多くの出入口があり誰でも出入りの可能なことが多い。ドナーと家族のプライバシー保護を図り，摘出術をスムーズに進行させる意味でも保安を考える必要がある。不幸にして本邦における報道関係者の行動は常軌を逸脱する傾向にあり，臓器提供施設でドナーと家族のプライバシーを守る必要性が高い。実際，慶應義塾大学病院の例では，公道を無許可の報道関係車両が占拠したために不要な交通渋滞をつくり，病院としての機能が大幅に障害された。所轄の警察署との連携も必要となる。さらに，手術室や集中治療室周辺に乱入した報道関係者も確認されている。一方，必要な情報を正確に提供する必要性もある。渉外担当者を設定し，報道関係者との連絡を一本化する必要があろう。

3. 臓器摘出術に際して準備すべき点

a. 人　員

前述したとおり臓器提供施設で，可能であれば手術室勤務看護婦と麻酔科医が臓器摘出術に参加できることが望ましい。慶應義塾大学病院では，手術部婦長と麻酔科医が窓口になり，摘出術の調整のみならず予定手術の効率的運用を調整した。ドナー管理を行ってい

る病棟（慶應では一般集中治療室）との連携も重要で，治療内容，人工呼吸管理の条件や循環作動薬を用いているのであればその種類と用量を知る必要もある。さらには，摘出チーム到着後には具体的な手術手順，資材・器材の過不足についての確認も術前に必要である。

b. 施　設

合議の可能な施設を用意する。主治医グループ，集中治療チーム，麻酔科医チーム，臓器摘出術チーム，移植コーディネータ，移植コンサルタント，看護部と多くの人員が一同に会して協議できる体制が望ましい。家族との連絡は，基本的に移植コーディネータのみを窓口とする一本化した体制が必要である。同時に，臓器移植施設との連携も必要であり，摘出術のプロセスに誤解がないよう臓器摘出に参加するすべてのメンバーが同じ情報を共有できることが重要であると考える。そのために全員で協議可能なスペースを確保できることが準備の段階で必要である。慶應では，手術当日には手術部内のラウンジを専用の会議室として利用した。ただし，通信手段は通常の内線電話のみであったため，移植施設との緊密な連絡はラウンジ外のテラスで携帯電話を用いて行うことになった。

c. 資材・器材

電気メスや吸引器あるいは麻酔器など手術室に一般的に備わる器材を提供するのが前提であり，また当院でも準備のうえ提供した。慶應の場合には，腹部腫瘍の開腹生検が摘出術の前提条件となったため，当院の該当診療科の医師が摘出チームとは別に手術に参加した。このため，超音波診断装置や摘出術には用いない手術器具も必要となった。臓器摘出に直接かかわる資材や器材については，移植施設から提供されることが前提であるが，準備の段階で確認をすることが望ましい。

d. 家族への対応

家族のプライバシーを確保することは重要であるが，一方で手術直前にドナーとの面会をどのように行うか，ならびに手術後にお迎えをする手順を確認する必要がある。可能な限り家族だけで過ごせる時間を確保するためにも，待機場所から手術室へのアプローチを考慮すべきである。特に，他の入院患者やマスコミ関係者からの隔離を配慮すべきで，事前の準備を要する。

4. 臓器摘出術の麻酔管理

脳死体からの臓器摘出術に際しては，ドナーの恒常性の維持と異常の補正が麻酔管理の要点となる。

a. 脳死に伴う生理学的異常

　臓器摘出術前には，ドナー管理が行われているが，その目的は至適臓器血流と酸素化を維持することにある．その延長線上に術中管理があり，手術操作や出血といった侵襲から臓器を保護することが要点となる．

　脳幹を含んで脳機能が停止している状態では，生理学的に不安定となる可能性が高い．以下に，遭遇する可能性の高い生理学的異常を列挙する．

　① 低血圧：循環血液量の低下（尿崩症，出血など），神経因性ショック
　② 低酸素血症：神経因性肺水腫，肺挫傷，肺炎，誤嚥性肺炎，輸液過剰
　③ 低体温：視床梗塞，環境温への曝露
　④ 不整脈（特に徐脈）：頭蓋内損傷，脳ヘルニア，低体温，低酸素血症，電解質異常，
　　　心筋挫傷，心筋虚血[1]

　低血圧は，循環血液量の減少や交感神経中枢の傷害が原因で，循環血液量の維持が循環動態の安定化に最も重要である．多発外傷では大量の出血を伴うこともあり，低酸素血症やアシドーシスを助長する結果となる．さらに，頭蓋内圧を低下させる目的で用いられるマンニトールやグリセオールあるいはフロセミドによって，循環血液量がさらに低下する可能性のある点に注意を要する．この場合は，輸液・輸血に加えてドパミンなどのカテコラミンの使用も考慮すべきと考える．

　脳死においては，同時に脳幹部の自律神経中枢が障害される点が特徴である．特に，交感神経系は障害を受けやすく，交感神経の緊張が低下することでさまざまな臓器機能が低下する．動静脈の拡張によって前負荷も後負荷もともに低下するために血圧低下が顕在化する．まず，循環血液量を補正し，中心静脈圧で10～12cmH$_2$Oに保つことで過剰な昇圧剤を避けることが可能である．昇圧剤の選択に際しては，摘出臓器との関係を考慮する．つまり，心臓が摘出臓器の場合には，β作用の強い薬剤を用いると心筋へのストレスが増大し，心筋酸素消費量をさらに増加させるため不適当である．一方，心臓以外の臓器が提供される場合には，つまり血圧低下の原因が心損傷や心機能異常にある場合には，提供される臓器への灌流を維持するためにも昇圧剤は有効である．一般的には，10 μg・kg^{-1}・min^{-1}以下のドパミンが適当とされる．一方，α作動薬は大量投与で組織灌流異常を生じるため不適当といえる．

　尿崩症も一般的な病態である．重症の脳神経障害では抗利尿ホルモンの産生と放出が障害される．抗利尿ホルモンは遠位尿細管でナトリウムと水の再吸収を増加させるが，尿崩症では大量の利尿の結果，血管内血液量が減少し血圧低下を増悪する．術前よりの抗利尿ホルモンの補充療法が必要となる．

b. 手術中のモニター

　手術前の集中治療中に，すでに多くのモニター装置が装着されていることが多いが，循環管理のためのモニターとして直接動脈圧測定や中心静脈圧測定は必要である．前者は，全身状態を安定した状態に維持するために，血圧測定に加えて血液ガス電解質測定を行う際の採血ラインとしても有用である．後者は，前負荷の評価に必要であるとともに，循環作動薬の持続投与にも有用である．

　腎臓への灌流状態を評価する目的で導尿カテーテルの留置は必須であり，同時に体温管理のために食道温，直腸温あるいは膀胱温などの体温プローベも必要である．体温に関しては，体温中枢の異常から環境温に影響されやすく低下傾向にある．加温ブランケットや温風式加温装置を用いるとともに，輸液・輸血の加温を行う．

c. 術中管理

　多臓器提供の場合，最初に心臓，続いて肝臓，最後に腎臓の順序で摘出が行われる．心臓を切除後，ならびに肝臓あるいは腎臓を摘出するために横隔膜下で下大静脈を切断すると，血液の循環がなくなり生命機能が停止したと考えられる．この時点で人工呼吸器を停止する．

　前述したように，脳死ドナーでは特徴的な生理学的異常が生じるため，術中の管理には熟練した麻酔科医が必要である．集中治療室から手術室への搬送はもっともクリティカルな場面で，安定していた全身状態が搬送中に急変する可能性もあるため，搬送用モニターを用いて厳重な監視のもとに搬送する．手術室では，開胸・開腹に伴う体温低下を防止する目的で，加温マットや輸液・輸血の加温装置を準備して待機する．

　大脳機能は完全に停止しているので麻酔薬自体は必要ないが，術中には筋弛緩薬が必要であるとともに，臓器機能を維持するために種々の薬剤を投与する．大脳ならびに脳幹機能は停止しているが，内臓反射や脊髄反射は残るため，手術操作に伴い血圧の上昇がみられることがある[2]．血管拡張薬や筋弛緩薬が必要となる．教科書的には全身麻酔薬は不要とされるが，反射に伴う循環動態の変化に対しては，調節性に富むことから慶應の場合にはセボフルランが有用であった．

　腎臓摘出前には，利尿をつけ虚血による急性尿細管壊死を防ぐ目的でマンニトールやフロセミドを投与する．血管内血栓を防止する目的でヘパリンが投与されるが，臓器切除前に200〜300単位・kg^{-1}を静注する．さらに，虚血時の細胞膜を安定化し，微小循環のリンパ球を取り除き，摘出臓器の抗原性を低下させる目的でメチルプレドニゾロン（1,000mg）を1回投与する．感染防止のための抗生剤は，症例ごとに協議すべきと考える．

まとめ

 脳死ドナーよりの臓器摘出術の特殊性ならびに術中管理について述べた。本邦では経験が少なく，また臓器移植施設が限られることから，搬送を含めた問題点を医学的問題点とともに考慮する必要がある。ドナーの善意を最大限に実現するためにも十分な準備と対応が必要と考える。

【参考文献】
1) Logigan EL, Ropper AH : Treminal electrocardiographic changes in brain-dead patients. Neurology 35 : 915, 1985
2) Conci F, Procaccio F, Arosio M, et al : Viscero-somatic and viscero-visceral reflexes in brain death. J Neurol Neurosurg Psychiatry 9 : 695, 1986

和文索引

あ
悪性高熱　138
アザチオプリン　111
アスペルギルス　77

い
医学的緊急度　47
移植後腎症　130
移植コーディネーター　144, 156
イソフルラン　107
I型糖尿病　124
一時的門脈下大静脈吻合　82
一酸化窒素　13, 60
インフォームドコンセント　7, 78

う
ウィーニング　23
ウイルス感染症　93
右心不全　54, 60
埋め込み型自動除細動器　57
ウリナスタチン　117

え
液性因子　67
液性拒絶反応　121
液性免疫　109

お
温阻血時間　124
温風式加温装置　160

か
ガイドライン　148
加温ブランケット　160
拡張型心筋症　45, 53, 64
拡張相肥大型心筋症　45
下垂体機能障害　145
家族性アミロイドポリニューロパチー　80
家族とのかかわり　153
片肺移植　16, 19
カリメート　113

か（続き）
カルシニューリン・インヒビター　110
肝移植　87
肝移植レシピエント　80
ガンシクロビル　128
カンジダ　77
肝性昏睡　80
肝性脳症　76, 81
感染　23, 24
感染症　60
感染対策　55
感染予防　69
灌流液　118

き
気管支拡張症　5, 12
急性拒絶反応　67, 68, 109
急性腎毒性　129
急性腎尿細管壊死　117
急性尿細管壊死　124
吸入麻酔薬　42
胸水貯留　88
局所麻酔薬　108
虚血許容時間　85
虚血再灌流障害　17, 22, 40
虚血性心筋疾患　45, 53
拒絶反応　23, 59, 65, 66, 90

く
クエン酸中毒　84
グラフト肝　85
グラフト機能不全　21

け
経食道心エコー　56, 119
経食道心臓超音波検査　14
携帯電話　157
経腸チューブ　36
経皮的心肺補助　67
劇症肝炎　78
血液灌流を再開　67
血漿交換　112
血清ナトリウム　74

け（続き）
血栓症　92
血中BNP　48
血流再開　66
原発性胆汁性肝硬変症例　84
原発性肺高血圧症　5, 9, 10, 12

こ
高カリウム（K）血症　106
高血圧　88, 100
後負荷　106
硬膜外チューブ　101
硬膜外麻酔　15
後無肝期（再灌流期）　82
抗利尿ホルモン　159
呼吸管理　87
呼吸訓練　99
呼吸リハビリテーション　9
骨髄移植実施数　139
骨髄提供者　135
骨髄抑制作用　138
骨粗しょう症　78
コーディネーター　10, 150

さ
再灌流後症候群　83, 85
細菌感染　93
サイトメガロウイルス　34, 69
再発性腎症　130
細胞性拒絶反応　121
細胞免疫　109
左室拡張能　106, 119
左室縮小術　54
左心補助心臓　63

し
シクロスポリン　23, 68, 110
自己血貯血　98
施設内援助看護婦　156
持続硬膜外カテーテル　41
持続動脈血液ガスモニター　14
社会的経済的問題　47
周術期管理　12
重症心不全　57

重症脳損傷患者　143
術後合併症　23
術後管理　23
術後死亡率　12
術前管理　13, 73
術前検査　73, 97
術前準備　73
循環管理　17
渉外担当者　157
消化管出血　75
静脈瘤　75
除外例の確認　151
除神経　57, 59
除神経心　67
自律神経中枢　159
腎移植ドナーの適応基準　104
真菌感染　93
心筋虚血　67
心筋バイオプシー　65
心筋保護液　67
神経再生　59
腎血流量　107, 115, 116
人工呼吸管理　16
人工呼吸器　31
人工心肺　18, 19
深昏睡の確認　151
心室性不整脈　57
腎障害　95
新鮮凍結血漿　81, 83, 84
心臓移植　63
心臓移植手術　65
心臓移植ドナー　64, 66
心臓血流再開　64
腎毒性　68
心肺合併症　87
心肺停止　142
心房性ナトリウム利尿ペプチド　35

す
水分電解質管理　88
スキサメトニウム　108
ステロイド　111
ステロイド剤　8
スピロノラクトン　75

せ
生活習慣病　130

精神障害　95
成人生体肝移植症例の出血量　84
精神的問題　69
精神面　47
生体からの臓器移植の問題点　2
生体肝移植　73, 97
生体部分肝移植術　80
生体部分肺移植　19, 38
生着率　103
生命徴候の確認　151
生命倫理　1
脊髄反射　160
セボフルラン　107
前提条件の確認　151
前投薬　14, 137
前負荷　106
前無肝期（剥離期）　82

そ
臓器移植施設　157
臓器移植に関する法律　148
臓器移植に関する法律施行規則　148
臓器移植に関する法律の運用に関する指針　148
臓器移植ネットワーク　9, 150
臓器提供意思表示カード　150
臓器提供施設　155, 156
臓器提供施設マニュアル　148
臓器提供者　97
臓器提供病院　149
臓器摘出術　155
臓器摘出承諾書　151
臓器摘出チーム　155, 156
巣状糸球体硬化症　112
促進型急性拒絶反応　109
組織適合性検査　109

た
待機リスト　47
代謝性アシドーシス　106
耐糖能異常　89
大動脈内バルーンパンピング　53, 67
大量出血　83
タクロリムス　110
胆管合併症　93

ち
致死的重症不整脈　45
中心静脈圧　114
中心静脈圧測定　160
腸管内残渣の減少　99
腸管の清浄化　99
超急性拒絶反応　109
聴性脳幹誘発反応　151
直接動脈圧測定　160

つ
通信システム　157

て
低ナトリウム（Na）血症　106
低クロール性アルカローシス　89, 100
低血圧　100, 159
低酸素血症　142, 159
低体温　159
電解質異常　18, 146

と
頭蓋内圧　78
瞳孔散大, 固定の確認　151
透析アミロイドーシス　106
導尿カテーテル　137
特発性肺線維症　5, 12
ドナー　97, 145
ドナーカード　144
ドナー管理　149
ドナー管理医　145
ドナー管理グループ　156
ドナー候補者　144
ドナー肺　13
ドパミン　117

な
内臓反射　160

に
二次性副甲状腺機能亢進症　106
二重濾過血漿分離交換法　112, 121
ニトログリセリン　119
日本臓器移植ネットワーク　8, 45, 103, 124, 132
乳幼児ドナー　140

尿毒症性心筋症　106, 119
尿毒症性心筋障害　122
尿崩症　145, 146, 159

の

脳幹反射消失の確認　151
脳灌流圧　142
脳血管障害　142
脳梗塞　50
脳死　2
脳死移植待機患者　73
脳死肝移植　85
脳死臓器ドナー　85
脳死体からの臓器移植に関する指針　149
脳死体からの臓器移植の問題点　2
脳死判定医　149, 156
脳死判定記録書　153
脳死判定承諾書　151
脳死判定の的確実施の証明書　153
脳低温療法　142, 143
嚢胞線維症　12

は

肺移植　12
肺移植後の死亡原因　26
肺移植術後急性拒絶　28
肺移植術後早期のグラフト機能不全　27
肺気腫　12
肺高血圧　17, 46, 53, 54, 59
肺高血圧症　31
肺サルコイドーシス　12
肺静脈閉塞　21
肺水腫　17, 31, 32, 88
肺生検　22
肺動脈カテーテル　56
肺動脈楔入圧　114
肺理学療法　23
肺リンパ脈管筋腫症　12
破壊性骨関節症　108

バルビツレート　107
バルビツレート療法　142, 143
パンクロニウム　108
搬送　51

ひ

非ステロイド性抗炎症薬　128
ヒト心房性利尿ペプチド　63
ヒト心房性利尿ポリペプチド　119
ヒトリンパ球抗原　109
標準肝容積　98
日和見感染　129
貧血　106

ふ

フェンタニル　107
副腎皮質ホルモン　111
腹水　75
不整脈　88, 100, 159
プロスタグランジンE_1　117
プロスタサイクリン　9, 10
フロセミド　117
プロポフォール　107
分岐鎖アミノ酸製剤　77
分離肺換気　15, 28

へ

平坦脳波の確認　151
ベクロニウム　108
ヘパリン　160

ほ

保安　157
法的脳死判定　144, 150, 155
法的脳死判定マニュアル　148
補助人工心臓　53, 54

ま

膜型人工肺　12
マージナルドナー　122
麻酔科医のかかわり　3
麻酔管理　158

麻酔法の選択　136
マニトール　115
慢性拒絶反応　109, 130
マンニトール　117

む

無肝期　82
無気肺　88
無呼吸テスト　150

め

迷走神経遮断　21
メチルプレドニゾロン　160
メディカル・コンサルタント　151
免疫抑制剤　24
免疫抑制療法　55, 60, 68, 90

も

モニター　137
モニタリング　14
モルヒネ　107
門脈圧亢進症　75

よ

予測肺活量　39

ら

ラザロ徴候　152
ラリンジアルマスク　138

り

臨床的脳死診断　144
臨床的脳死判定　150

れ

レシピエント　85
レシピエント術前管理　74
レシピエント術前検査　74
レシピエント選択基準　104

わ

ワクチン　77

英文索引

A
ACE阻害薬 45
α_1アンチトリプシン欠損症 12

B
Bリンパ球 109, 121
β遮断薬 45
β-Dグルカン 77
bicaval anastomosis法 57
bridge to recovery 49
bridge to transplant 49

C
Ca拮抗薬 117
CAPD 122
central pontine myelinolysis 74
Child分類 75
CMV 34
CMVアンチゲネミア法 130
CMV感染症 130
CYA 110

D
de novo腎炎 130
destructive spondyloarthropathy 108
DFPP 112, 121
double filtration plasmaphresis 112, 121
dry weight 116
DSA 108

E
ECMO 28
empiric therapy 34
extracorporeal membrane oxygenation 28

F
familial amyloidotic polyneuropathy 80
FAP 80, 81, 82, 84
FK506 110
focal segmental glomerulosclerosis 112
FSGS 112

G
GI療法 118

H
hANP 119
HIV 132
HIV感染症 105
HLA 109, 132
human atrial natriuretic peptide 119
human lymphocyte antigen 109

I
IABP 49, 53, 54
ICD 49

L
Lazarus sign 152
Lower-Shumway法 57, 64

M
MRSA 49

N
NO 13, 32
NO吸入 22
NSAID 128

O
obliterative bronchiolitis 30

P
P450 35
patient controlled analgesia 42
PBC 84
PCPS 49
PDE III阻害薬 119
PEEP 146
perivascular mononuclear infiltrates 29
PGE_1 117
postreperfusion syndrome 83
PPH 12
primary biliary cirrhosis 84
pulmonary denervation 26

R
red color sign 75

S
spontaneous bacterial peritonitis 76
ST合剤 128
status 1 48
status 2 48
status 3 48

T
Tリンパ球 109
TEE 56, 60
TEE 60
TIPS 75
transjugular intrahepatic portosystemic shunt 75
trough値 35

V
VAS 49

臓器移植の麻酔　　　　　　　　　　　　＜検印省略＞

2002年8月12日　第1版発行

定価（本体6,500円＋税）

編集者　平　川　方　久
発行者　今　井　　良
発行所　克誠堂出版株式会社
〒113-0033　東京都文京区本郷3-23-5-202
電話（03）3811-0995　振替00180-0-196804

ISBN4-7719-0255-0 C3047 ￥6500E　　印刷　明石印刷株式会社
Printed in Japan ©Masahisa Hirakawa, 2002

・本書の複製権・翻訳権・上映権・譲渡権・公衆送信権（送信可能化権を含む）は克誠堂出版株式会社が保有します。
・JCLS＜㈱日本著作出版権管理システム委託出版物＞
本書の無断複写は著作権法上での例外を除き禁じられています。複写される場合は，そのつど事前に㈱日本著作出版権管理システム（電話03-3817-5670，FAX 03-3815-8199）の許諾を得て下さい。